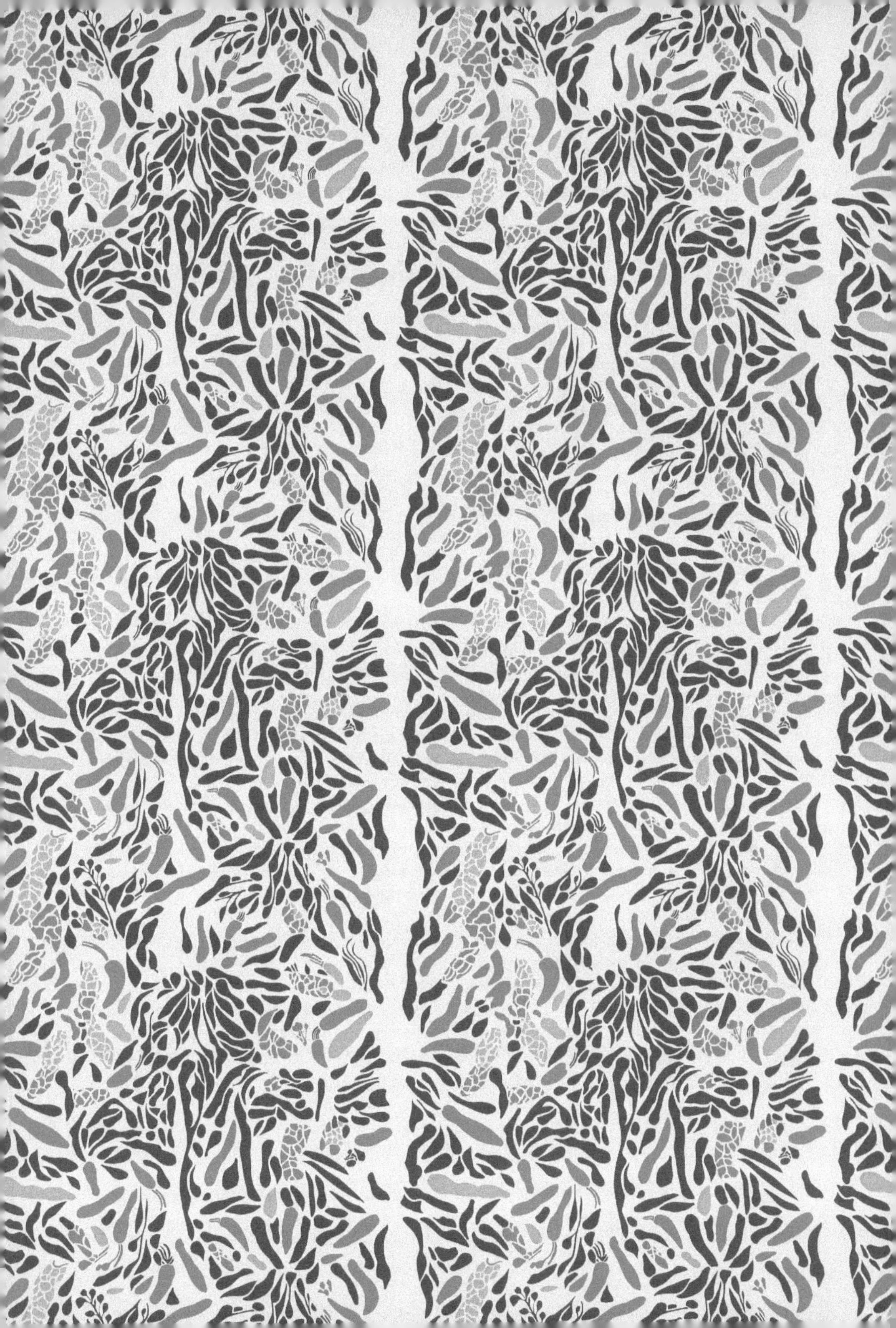

Colofon

Saage Media GmbH
c/o SpinLab – The HHL Accelerator
Spinnereistraße 7
04179 Leipzig, Germany
E-Mail: contact@SaageMedia.com
Web: www.SaageMedia.com
Commercial Register: Local Court Leipzig, HRB 42755 (Handelsregister: Amtsgericht Leipzig, HRB 42755)
Managing Director: Rico Saage (Geschäftsführer)
VAT ID Number: DE369527893 (USt-IdNr.)

Uitgever: Saage Media GmbH

Publicatie: 02.2025

Omslagontwerp: Saage Media GmbH

ISBN Paperback (nl): 978-3-384-52210-8

ISBN Ebook (nl): 978-3-384-52211-5

Juridisch / Kennisgevingen

De externe links en bronverwijzingen in dit boek zijn gecontroleerd op het moment van publicatie. De auteur heeft geen invloed op de huidige en toekomstige vormgeving en inhoud van de gelinkte pagina's. De aanbieder van de gelinkte website is als enige aansprakelijk voor illegale, onjuiste of onvolledige inhoud en voor schade die ontstaat door het gebruik of niet-gebruik van de informatie, niet degene die via links naar de betreffende publicatie verwijst. Alle gebruikte externe bronnen zijn vermeld in de bibliografie. Ondanks zorgvuldige inhoudelijke controle aanvaarden wij geen aansprakelijkheid voor de inhoud van externe bronnen. De exploitanten van de geciteerde bronnen zijn als enige verantwoordelijk voor hun inhoud. Afbeeldingen en bronnen van derden zijn als zodanig gemarkeerd. Reproductie, verwerking, verspreiding en elk type gebruik buiten de grenzen van het auteursrecht vereisen de schriftelijke toestemming van de respectieve auteur of maker.
Dit boek is vertaald uit het Duits. Afwijkingen van het origineel of vertaalfouten kunnen niet volledig worden uitgesloten. Alle in het boek genoemde bronnen zijn beschikbaar in het Engels. Wij aanvaarden geen aansprakelijkheid voor eventuele inhoudelijke onnauwkeurigheden of misverstanden die door de vertaling zijn ontstaan.
De gegevens in de diagrammen die niet expliciet zijn gemarkeerd met een bron zijn niet gebaseerd op studies maar zijn vrijblijvende aannames voor een betere visualisatie.
Dit boek is gemaakt met behulp van Kunstmatige Intelligentie (AI) en andere tools. Onder andere zijn er tools gebruikt voor onderzoek, schrijven/bewerken en het genereren van decoratieve illustraties. Ondanks controle kunnen fouten niet volledig worden uitgesloten. We willen benadrukken dat het gebruik van AI dient als ondersteunend hulpmiddel om onze lezers een kwalitatief hoogwaardige en inspirerende leeservaring te bieden.

Bendis Saage

Stofwisseling Plus: Vegetarisch Metabolisme Boosten

Natuurlijke stofwisseling hulp met metabolisme kruiden, shakes en een complete 30-dagen kuur voor een gezonde levensstijl

67 Bronnen
42 Diagrammen
45 Afbeeldingen
8 Illustraties

Beste lezers,

wij danken u hartelijk dat u voor dit boek hebt gekozen. Met uw keuze heeft u ons niet alleen uw vertrouwen gegeven, maar ook een deel van uw kostbare tijd. Dat waarderen wij zeer.

Wilt u uw stofwisseling op een natuurlijke manier optimaliseren, zonder gebruik te maken van dierlijke producten? De vegetarische stofwisselingskuur biedt een wetenschappelijk onderbouwde aanpak voor duurzame stofwisselingsactivatie - geheel zonder kunstmatige hormonen zoals HCG. Dit praktijkboek laat zien hoe u door de juiste combinatie van plantaardige voedingsmiddelen en gerichte beweging uw metabolisme effectief kunt ondersteunen. Ontdek hoe thermogene specerijen, geneeskrachtige planten en optimaal afgestemde maaltijden uw stofwisselingsprocessen op natuurlijke wijze kunnen versnellen. Het 30-dagenconcept leidt u stap voor stap naar een geoptimaliseerde stofwisseling en een nieuw lichaamsgevoel. Met meer dan 60 praktische recepten, gedetailleerde boodschappenlijsten en een flexibel bewegingsconcept krijgt u alle tools voor een succesvolle stofwisselingoptimalisatie. Begin vandaag nog met dit praktijkgerichte concept voor een actiever en vitaler leven!

Deze gids biedt u begrijpelijke en praktische informatie over een complex onderwerp. Dankzij zelf ontwikkelde digitale tools die ook gebruik maken van neurale netwerken, konden we uitgebreid onderzoek doen. De inhoud is optimaal gestructureerd en ontwikkeld tot de definitieve versie om u een goed onderbouwd en gemakkelijk toegankelijk overzicht te bieden. Het resultaat: u krijgt een uitgebreid inzicht en profiteert van duidelijke uitleg en illustratieve voorbeelden. Ook het visuele ontwerp is geoptimaliseerd door deze geavanceerde methode zodat u de informatie snel kunt begrijpen en gebruiken.

Wij streven naar de hoogste nauwkeurigheid, maar zijn dankbaar voor elke aanwijzing van mogelijke fouten. Bezoek onze website om de laatste correcties en aanvullingen op dit boek te vinden. Deze zullen ook in toekomstige edities worden verwerkt.

We hopen dat u geniet van het lezen en nieuwe dingen ontdekt! Als u suggesties, kritiek of vragen heeft, kijken we uit naar uw feedback. Alleen door actieve uitwisseling met u, de lezers, kunnen toekomstige edities en werken nog beter worden. Blijf nieuwsgierig!

Bendis Saage

Saage Media GmbH - Team

- www.SaageBooks.com/nl
- support@saagemedia.com
- Spinnereistraße 7 - c/o SpinLab – The HHL Accelerator, 04179 Leipzig, Germany

Snelle toegang tot kennis

Om een optimale leeservaring te garanderen, willen we u vertrouwd maken met de belangrijkste kenmerken van dit boek:

- **Modulaire Structuur:** Elk hoofdstuk staat op zichzelf en kan onafhankelijk van de andere worden gelezen.
- **Grondig Onderzoek:** Alle hoofdstukken zijn gebaseerd op grondig onderzoek en worden ondersteund door wetenschappelijke referenties. De gegevens in de diagrammen dienen voor een betere visualisatie en zijn gebaseerd op aannames, niet op de gegevens uit de bronnen. Een uitgebreide lijst van bronnen en beeldcredits is te vinden in de bijlage.
- **Duidelijke Terminologie:** Onderstreepte technische termen worden uitgelegd in de verklarende woordenlijst.
- **Hoofdstuksamenvattingen:** Aan het einde van elk hoofdstuk vindt u beknopte samenvattingen die u een overzicht geven van de belangrijkste punten.
- **Concrete Aanbevelingen:** Elk subhoofdstuk wordt afgesloten met een lijst met specifieke adviezen om u te helpen het geleerde in de praktijk te brengen.

Extra bonusmateriaal op onze website

Op onze website zijn wij van plan de volgende exclusieve materialen ter beschikking te stellen:

- Bonusinhoud en extra hoofdstukken
- Een compact totaaloverzicht
- Een hoorspelversie. (In planning)

De website is momenteel nog in aanbouw.

www.SaageBooks.com/nl/
vegetarisch_stofwisselingsdieet-bonus-C5LXLY

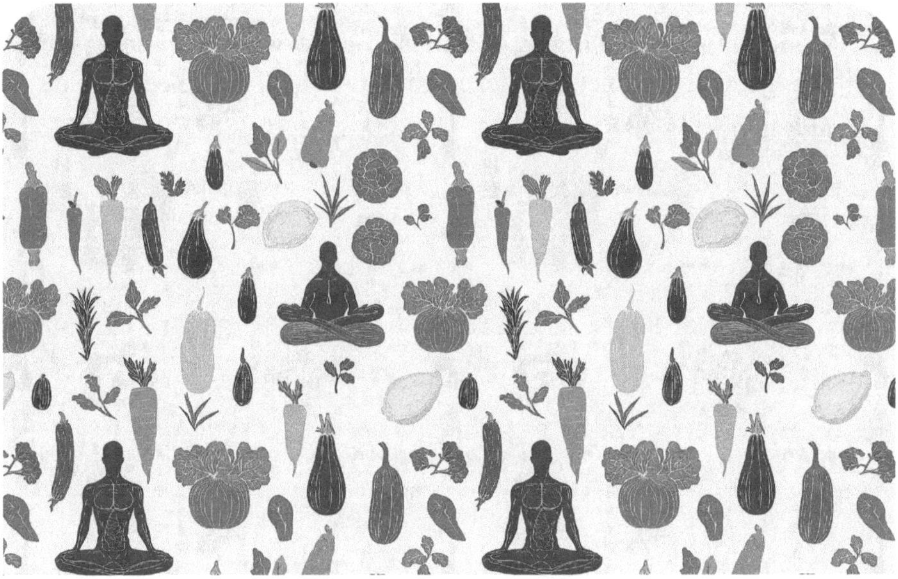

Inhoudsopgave

1. Basisprincipes van de vegetarische stofwisselingskuur

Waarom falen klassieke diëten vaak na korte tijd? Het menselijke metabolisme volgt complexe regels die veel verder gaan dan simpele calorieënberekeningen. Een volledig plantaardig dieet biedt daarbij bijzondere kansen voor de natuurlijke regulering van het metabolisme. De juiste voedingsstoffen uit plantaardige bronnen kunnen het lichaam ondersteunen bij het optimaliseren van zijn metabolische processen - geheel zonder kunstmatige hormonen of dierlijke producten. In dit hoofdstuk ontdekt u de wetenschappelijke basis voor uw persoonlijke weg naar een effectief plantaardig metabolismeprogramma.

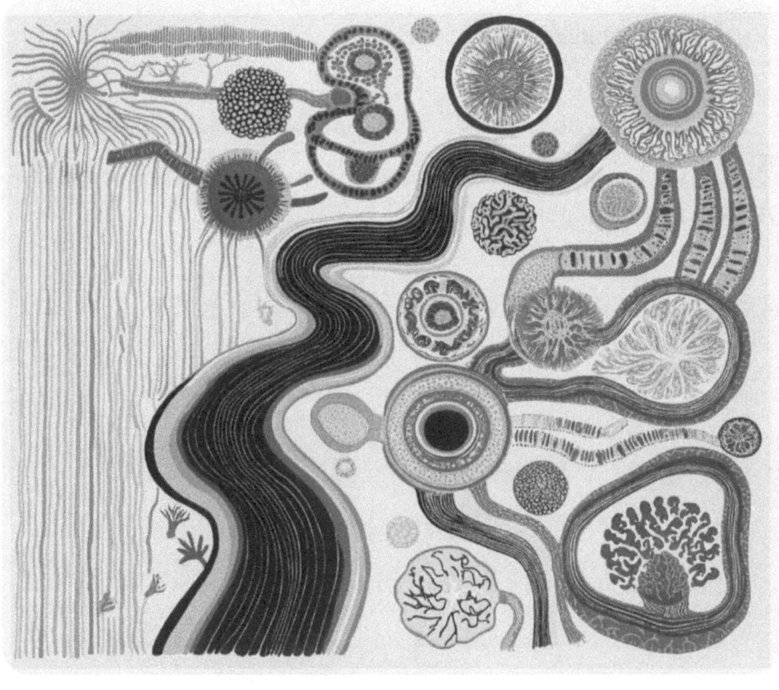

1. 1 Biologische stofwisselingsprocessen

Biologische stofwisselingsprocessen vormen de basis van elk stofwisselingsdieet. Ze regelen de energieproductie, -opslag en -gebruik en beïnvloeden daarmee direct het lichaamsgewicht en de lichaamssamenstelling. Een vegetarisch dieet kan deze processen positief beïnvloeden door de inname van specifieke voedingsstoffen en het vermijden van bepaalde voedingsmiddelen. Maar de complexiteit van het metabolisme brengt ook uitdagingen met zich mee. Begrijp de onderliggende mechanismen en optimaliseer uw metabolisme – lees verder!

Een evenwichtige vegetarische voeding die rijk is aan vezels, antioxidanten, secundaire plantaardige stoffen, onverzadigde vetzuren en jodium ondersteunt de natuurlijke stofwisselingsactivatie, de hormonale regulatie en de schildklierfunctie, waardoor de metabolische basisfuncties geoptimaliseerd worden.

Natuurlijke stofwisselingsactivatie

De natuurlijke stofwisselingsactivatie richt zich op de optimalisatie van lichaamseigen processen voor energieproductie en -gebruik. De energiestofwisseling van de hersenen, die voornamelijk afhankelijk is van glucose en zuurstof, beïnvloedt de cognitieve vaardigheden. [s1] Metabolische werkstoffen kunnen neuronale schade, bijvoorbeeld door zuurstofgebrek, verminderen en de cognitieve prestaties, vooral bij lage glucosebeschikbaarheid, verbeteren. [s1] Bepaalde verbindingen ondersteunen ook de mitochondriefunctie en hebben een neuroprotectieve werking. [s1] Vasten activeert daarentegen cellulaire reacties die oxidatieve stress en ontstekingen verminderen, de stofwisseling optimaliseren en de celbescherming verbeteren. [s2] Dit leidt tot ketogenese, een omschakeling naar ketonlichamen als energiebron, vooral wanneer de glucosevoorraden van de lever zijn uitgeput. [s2] Vasten kan ook de insulinegevoeligheid verhogen en oxidatieve stress verminderen. [s2] Een vegetarisch dieet, rijk aan vezels, antioxidanten en secundaire plantenstoffen, kan therapeutisch worden ingezet bij het stofwisselingssyndroom en hart- en vaatziekten. [s3] De vezels bevorderen het verzadigingsgevoel en verbeteren de insulinegevoeligheid. [s3] Onverzadigde vetzuren, die in plantaardige voedingsmiddelen veel voorkomen, optimaliseren het lipidprofiel. [s3] Het vermijden van rood en bewerkt vlees verlaagt het risico op stofwisselingssyndroom en type 2 diabetes. [s3] De vitamines B9 (folaat) en B12 (cobalamine) zijn essentieel voor de stofwisseling, met name voor DNA-methylatie en de homeostase van aminozuren en lipiden. [s4] Een tekort kan leiden tot verstoringen van de DNA-synthese, ontstekingen en insulineresistentie. [s4] Een supplementatie met beide vitamines kan het homocysteïne-niveau verlagen en zo het risico op een metabool syndroom verminderen. [s4] Ook de voeding beïnvloedt de ontgiftingsroutes. Kruisbloemigen, bessen, soja, knoflook en specerijen zoals kurkuma kunnen de biotransformatie en eliminatie van toxines bevorderen. [s5]

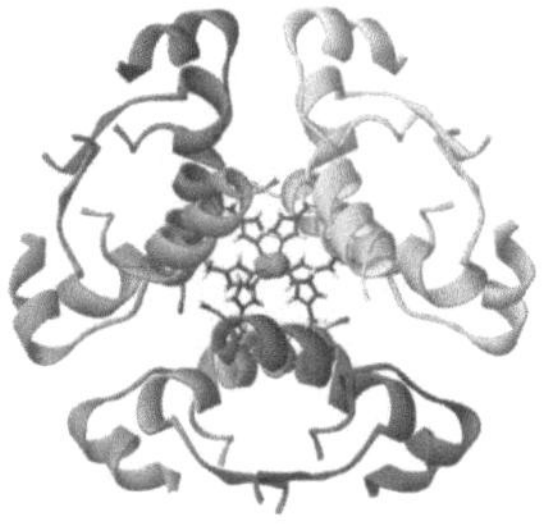

Insuline [i1]

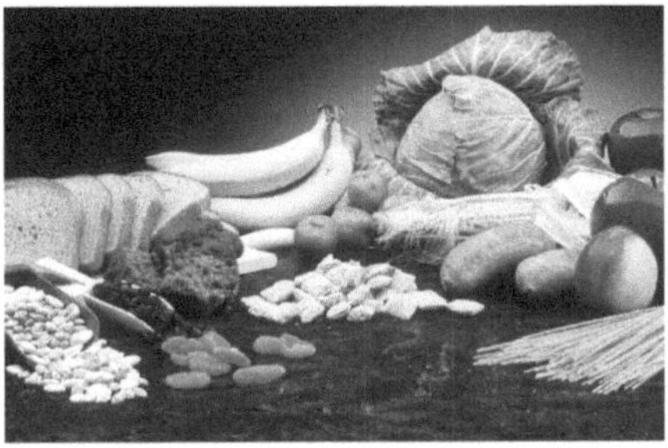

Voedingsvezels [i2]

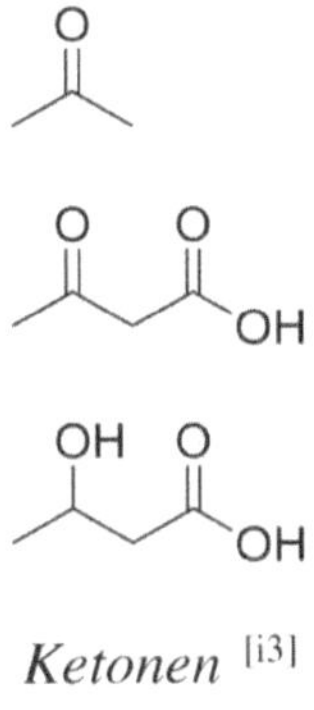

Ketonen [i3]

Goed om te weten

Biotransformatie

Is de omzetting van stoffen in het lichaam, met name van vreemde stoffen en medicijnen. In het kader van een vegetarische stofwisselingskuur kunnen bepaalde plantaardige voedingsmiddelen de biotransformatie en ontgifting ondersteunen.

Metabolische werkstoffen

Zijn stoffen die de stofwisseling beïnvloeden. In de context van een vegetarische stofwisselingskuur kunnen bepaalde plantaardige stoffen, zoals secundaire plantenstoffen, deze functie vervullen en de energieproductie en -gebruik optimaliseren.

Onverzadigde vetzuren

Zijn essentiële vetzuren die het lichaam niet zelf kan aanmaken en die via de voeding moeten worden opgenomen. In de context van een vegetarische stofwisselingskuur zijn ze belangrijk voor de celfunctie en de energiestofwisseling.

Secundaire plantenstoffen

Zijn bioactieve stoffen die in planten voorkomen en verschillende gezondheidsbevorderende effecten kunnen hebben. Bij een vegetarische stofwisselingskuur dragen ze bij aan de ondersteuning van de stofwisseling en de versterking van het immuunsysteem.

Activering stofwisselingssnelheid

Toename van de stofwisselingssnelheid tijdens een vegetarisch dieet.

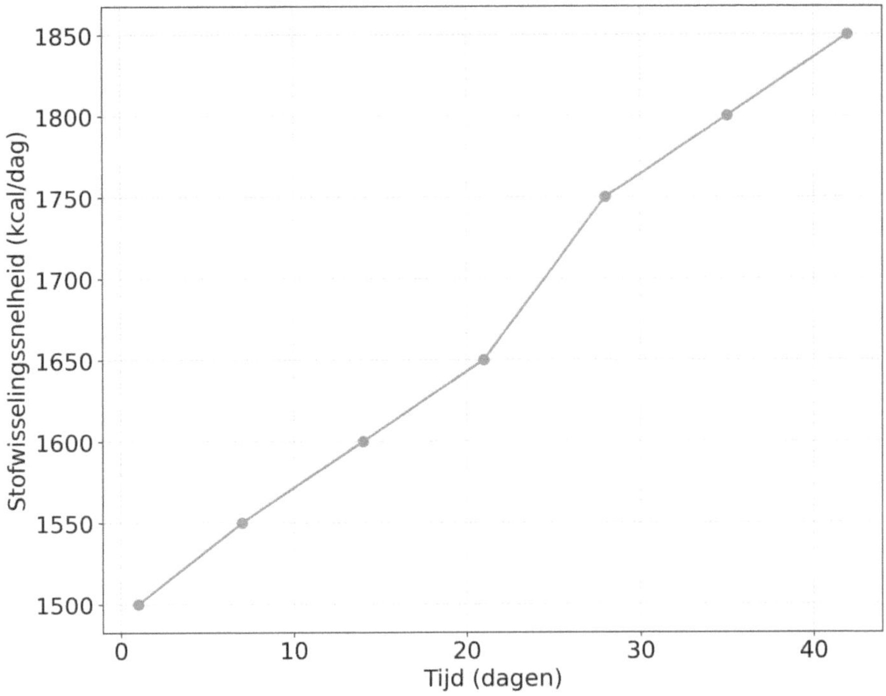

De grafiek laat een geleidelijke toename van de stofwisselingssnelheid in de loop van de tijd zien, wat suggereert dat er een positieve reactie is op de verandering in het dieet. Het aanvankelijke plateau kan duiden op een aanpassingsperiode, gevolgd door een aanhoudende versnelling van de stofwisseling, mogelijk als gevolg van een verhoogde opname van voedingsstoffen of veranderingen in de darmflora.

Hormonale regelmechanismen

Hormonale regelmechanismen zijn complex en nauw verbonden met de stofwisseling. Voedselinname, circadiane ritmes en de darmflora beïnvloeden deze regelcyclus. De circadiaanse ritme, onze interne klok, regelt de hormoonafgifte en beïnvloedt stofwisselingsprocessen. [s6] Een afstemming van de voedselinname op deze ritmes kan de metabolische gezondheid bevorderen. [s6] Zo kan bijvoorbeeld een vegetarisch dieet met regelmatige eetmomenten, die zich aan het daglicht aanpassen, het natuurlijke circadiane ritme ondersteunen. De darmflora speelt ook een belangrijke rol. Korteketenvetzuren (SCFAs), die ontstaan door de bacteriële afbraak van vezels in de darm, beïnvloeden de energiestofwisseling. [s7] Ze beïnvloeden de vet-, suiker- en cholesterolhuishouding door als energiebronnen of signaalmoleculen te fungeren. [s7] Een vezelrijk, vegetarisch dieet met volle granen, groenten en fruit bevordert de vorming van deze SCFAs. Vasten beïnvloedt op zijn beurt verschillende hormonen. Insuline en glucose dalen, terwijl IGFBP1 stijgt, wat mogelijk kan beschermen tegen DNA-schade. [s8] Tegelijkertijd stijgen adiponectine en ghreline, die de insulinegevoeligheid kunnen verbeteren en ontstekingen kunnen remmen. [s8]

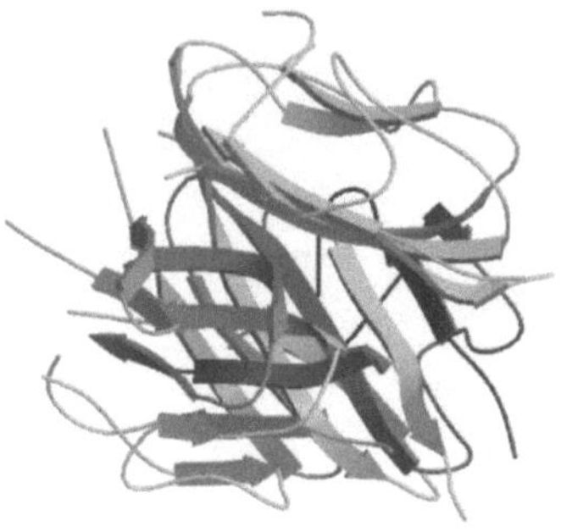

Adiponectine [i4]

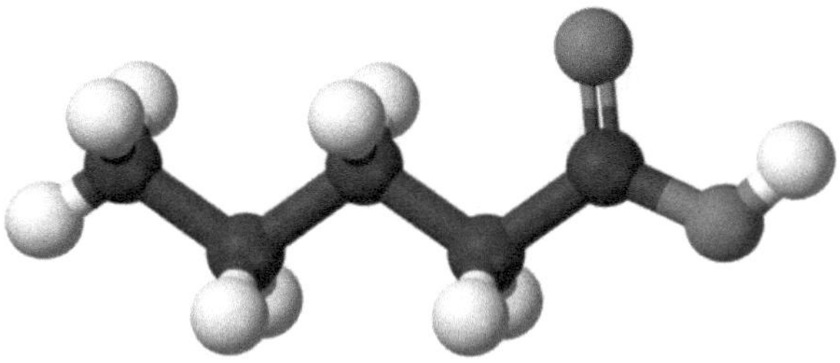

Korteketenvetzuren [i5]

Goed om te weten

Adiponectine

Adiponectine is een hormoon dat door vetcellen wordt geproduceerd en de insulinegevoeligheid verbetert. Bij een vegetarische stofwisselingskuur kan adiponectine helpen om de bloedsuikerspiegel te reguleren en de vetverbranding te bevorderen.

Circadiaanse ritme

Het circadiaanse ritme beïnvloedt de hormoonafgifte, de spijsvertering en de opname van voedingsstoffen. Bij een vegetarische stofwisselingskuur kan de aanpassing van de maaltijden aan het natuurlijke dagritme de stofwisseling optimaliseren en de gewichtsafname ondersteunen.

Ghreline

Ghreline is een hormoon dat de eetlust reguleert. In verband met een vegetarische stofwisselingskuur kan ghreline het hongergevoel beïnvloeden en zo de calorie-inname reguleren.

Hormonale invloed op metabolisme (vegetarisch dieet)

Hormonale impact op metabolische processen, gecategoriseerd per hormoontype en effect op het metabolisme.

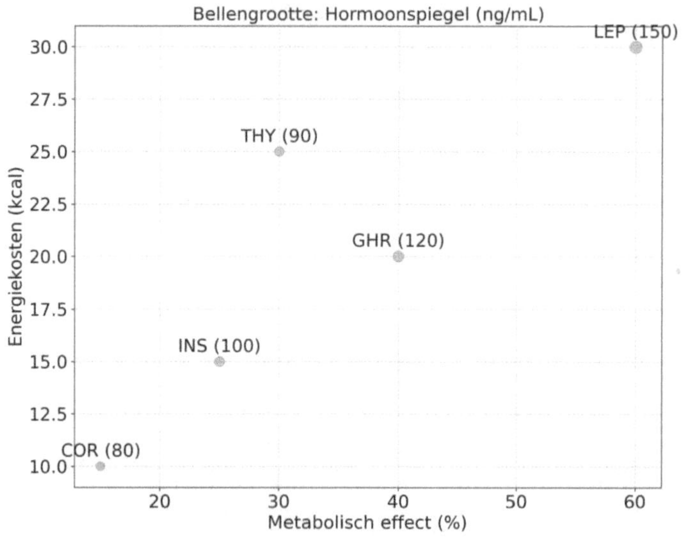

Blasengröße: Hormoonspiegel (ng/mL)

COR: Cortisol

INS: Insuline

THY: Thyroxine

GHR: Ghreline

LEP: Leptine

De grafiek visualiseert de wisselwerking tussen hormonen en hun invloed op het metabolisme tijdens een vegetarisch dieet. Grotere bellen duiden op een sterker metabolisch effect. Hormonen die verband houden met eetlustregulatie lijken een grotere impact te hebben in vergelijking met hormonen die betrokken zijn bij de opname van voedingsstoffen, wat mogelijk duidt op de aanpassing van het lichaam aan de verandering in het dieet. De variërende kosten tussen hormoonsoorten kunnen de energiekosten vertegenwoordigen die gepaard gaan met elk hormonaal proces.

Metabolische Basisfuncties

Metabolische basisfuncties omvatten alle biochemische processen die in ons lichaam plaatsvinden om energie te genereren, op te slaan en te gebruiken. Deze processen zijn essentieel voor groei, herstel en het behoud van alle lichaamsfuncties. Het schildklierhormoon (TH) speelt hierbij een centrale rol door de stofwisseling te reguleren en in te werken op verschillende organen zoals de hersenen, lever, vetweefsel en spieren. [s9] TH beïnvloedt direct en indirect de cholesterol- en koolhydraatstofwisseling en moduleert de insulinegevoeligheid van de lever. [s9] Een evenwichtige, vegetarische voeding kan de schildklierfunctie ondersteunen door voldoende jodium te leveren, een essentieel onderdeel van TH. Jodiumrijke voedingsmiddelen zoals zeewier, zeewier en gejodeerd zout moeten daarom in het dieet worden opgenomen om een optimale TH-productie te waarborgen. De interactie van TH met andere nucleaire receptoren zoals PPAR en LXR speelt een belangrijke rol bij de regulatie van de lipid- en koolhydraatstofwisseling. [s9] De productie van TH wordt gereguleerd via de hypothalamus-hypofyse-schildklier-as en wordt gemoduleerd door voedings- en hormoonsignalen. [s9] Door de regulatie van de basale stofwisseling en de adaptieve thermogenese beïnvloedt TH het lichaamsgewicht en de lichaamssamenstelling. [s9] Een vegetarisch dieet, rijk aan fruit, groenten en volle granen, kan bijdragen aan een gezond lichaamsgewicht door de positieve invloed op de stofwisseling en de hormonale regulatie. Naast een evenwichtige voeding kan regelmatige lichaamsbeweging de stofwisseling stimuleren en de werking van TH ondersteunen. Door een evenwichtige voeding en regelmatige lichaamsbeweging te combineren, kunt u uw metabolische basisfuncties optimaliseren en uw algehele gezondheid bevorderen.

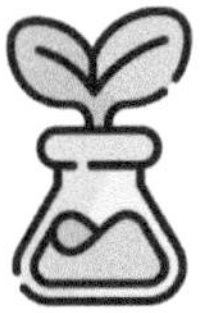

Goed om te weten

Hypothalamus-Hypofyse-Schildklier-As

De hypothalamus-hypofyse-schildklier-as is een complex systeem dat de productie en afgifte van schildklierhormonen reguleert. De hypothalamus en de hypofyse in de hersenen sturen signalen naar de schildklier om de TH-productie aan te passen aan de behoeften van het lichaam. Een evenwichtige vegetarische voeding kan helpen deze as in balans te houden.

Schildklierhormoon

Schildklierhormonen (TH) zijn essentieel voor de regulatie van de stofwisseling. Ze beïnvloeden de snelheid waarmee het lichaam calorieën verbrandt en hoe gevoelig het is voor insuline. Een vegetarisch dieet kan de schildklierfunctie ondersteunen door de inname van jodium, dat nodig is voor de TH-productie.

Stofwisseling

De stofwisseling beschrijft de totaliteit van alle chemische processen in het lichaam die voedingsstoffen omzetten in energie en bouwstoffen voor cellen leveren. Bij een vegetarische stofwisselingskuur speelt de stofwisseling een centrale rol, omdat de energieopbrengst en -gebruik uit plantaardige voedingsmiddelen geoptimaliseerd moeten worden.

Verdeling Macronutriënten Metabolisme (Vegetarisch)

Typisch macronutriënten metabolisme in een vegetarisch dieet.

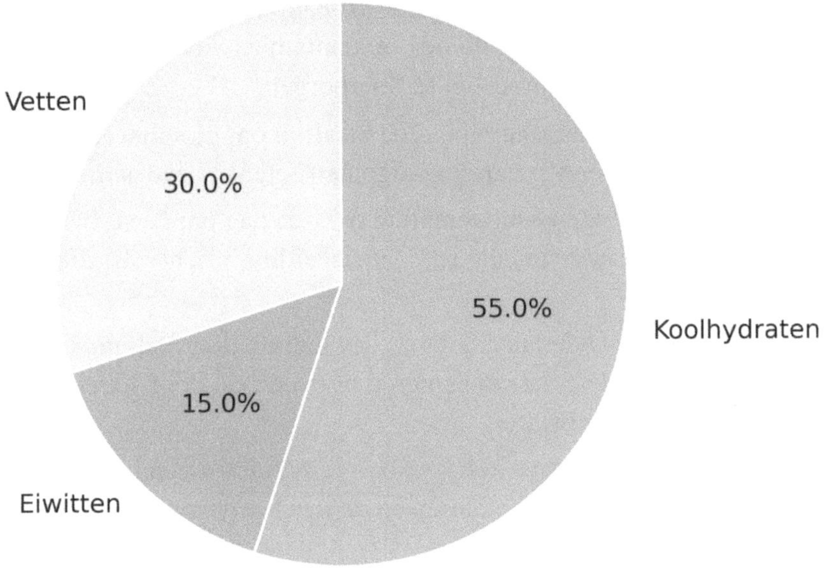

- EW: Eiwitten
- KH: Koolhydraten
- VT: Vetten

Koolhydraten vertegenwoordigen een substantieel deel van de energieproductie in een vegetarisch dieet, wat het belang van complexe koolhydraten uit bronnen zoals volle granen, fruit en groenten benadrukt. Eiwitmetabolisme draagt aanzienlijk bij, wat de rol van plantaardige eiwitbronnen zoals peulvruchten, noten en zaden laat zien. Vetmetabolisme speelt een vitale rol, maar de verhouding kan lager zijn in vergelijking met diëten met meer dierlijke producten. Deze verdeling benadrukt de noodzaak van een evenwichtige inname van verschillende plantaardige voedingsmiddelen om voldoende energie en essentiële voedingsstoffen te leveren.

Concrete adviezen

- Integreer gefermenteerde voedingsmiddelen zoals zuurkool of kimchi in uw vegetarische dieet om de darmgezondheid en de opname van voedingsstoffen te bevorderen.
- Varieer uw eiwitbronnen door naast peulvruchten ook noten, zaden en pseudogranen zoals quinoa of amarath te gebruiken om een compleet aminozuurprofiel te waarborgen.
- Eet bewust en langzaam bij elke maaltijd om de spijsvertering te ondersteunen en verzadigingssignalen beter waar te nemen.
- Drink voldoende water verspreid over de dag om de stofwisseling optimaal te ondersteunen en de uitscheiding van afvalstoffen te bevorderen.
- Zorg voor een adequate inname van jodium door jodiumhoudende voedingsmiddelen te consumeren of eventueel door supplementatie na overleg met uw arts.
- Integreer regelmatige lichaamsbeweging in uw dagelijkse routine om de stofwisseling te stimuleren en de insulinegevoeligheid te verbeteren.
- Experimenteer met verschillende bereidingswijzen voor groenten om de bio-beschikbaarheid van voedingsstoffen te verhogen, bijvoorbeeld door blancheren of stomen.
- Plan uw maaltijden van tevoren om ervoor te zorgen dat u alle belangrijke voedingsstoffen in voldoende hoeveelheden binnenkrijgt en hunkeringen voorkomt.
- Creëer een ontspannen sfeer tijdens de maaltijden om de spijsvertering te bevorderen en stress te verminderen.
- Reflecteer regelmatig op uw eetgewoonten en pas deze indien nodig aan uw individuele behoeften en doelen aan.
- Luister naar uw lichaam en let op signalen zoals honger en verzadiging om uw voedselinname optimaal te reguleren.

1. 2 Bijzonderheden van plantaardige voeding

Een vegetarische stofwisselingskuur vereist grondige kennis van de bijzonderheden van plantaardige voeding. Dit gedeelte belicht de optimale samenstelling van de voedingsinname, houdt rekening met mogelijke uitdagingen zoals het voldoen aan de eiwit- en micronutriëntenbehoefte en toont manieren voor spijsverteringsoptimalisatie. Een succesvolle stofwisselingskuur is gebaseerd op een goed functionerende stofwisseling – ontdek hier hoe u deze optimaal kunt ondersteunen met plantaardige voeding.

Een gevarieerde plantaardige voeding verspreid over de dag zorgt ervoor dat het lichaam alle benodigde macro- en micronutriënten ontvangt, ook al zijn sommige plantaardige eiwitbronnen in bepaalde essentiële aminozuren beperkt.

Plantaardige eiwitbronnen

Plantaardig eiwit is essentieel in een vegetarisch dieet voor de opbouw en het behoud van lichaamsweefsel. In tegenstelling tot dierlijke producten bevatten plantaardige bronnen vaak minder verzadigde vetzuren en cholesterol, maar meer vezels en verschillende micronutriënten [s10] [s11]. Peulvruchten zoals linzen, kikkererwten en bonen, sojaproducten zoals tofu en tempeh, evenals noten, zaden en volle granen leveren aanzienlijke hoeveelheden eiwit. De eiwitkwaliteit van plantaardige bronnen wordt bepaald door hun aminozuursamenstelling en verteerbaarheid [s12]. Terwijl dierlijke eiwitten alle essentiële aminozuren in voldoende hoeveelheden leveren, kunnen plantaardige bronnen beperkt zijn in bepaalde aminozuren. Het is niet nodig om alle essentiële aminozuren in elke maaltijd te combineren [s13]. Een gevarieerd dieet verspreid over de dag zorgt ervoor dat het lichaam alle benodigde bouwstenen ontvangt. Wie bijvoorbeeld regelmatig verschillende peulvruchten, granen en noten in zijn dieet opneemt, dekt zijn behoefte doorgaans probleemloos. De combinatie van plantaardige eiwitten met dierlijke – zoals die voorkomt in een ovo-lacto-vegetarisch dieet – kan de anabole effecten verhogen en de spierproteïnesynthese bevorderen [s12]. Ook de verwerkingsmethoden beïnvloeden de biologische beschikbaarheid en verteerbaarheid van plantaardig eiwit [s14]. Zo is de eiwitverteerbaarheid van sojaproducten in vergelijking met andere plantaardige bronnen hoger [s15]. Een vegetarisch dieet, rijk aan plantaardige eiwitten en vezels, kan positieve effecten op de stofwisseling hebben [s16] [s17]. Het kan de insulinegevoeligheid verbeteren en zo het risico op type 2 diabetes verlagen [s10] [s11] [s17]. Daarnaast kan het door de lagere zuurbelasting bijdragen aan het voorkomen van metabolische acidose [s18]. Ook de bloedvetwaarden kunnen positief worden beïnvloed door plantaardige eiwitten en het risico op hart- en vaatziekten verlaagd worden [s11]. Een goed gepland vegetarisch dieet levert alle

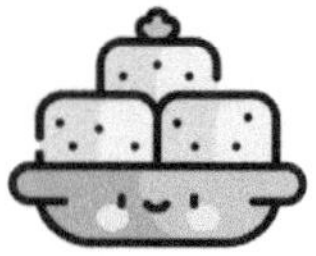

noodzakelijke macro- en micronutriënten [s11]. Bij een veganistisch dieet is het daarentegen raadzaam om bepaalde voedingsstoffen, zoals vitamine B12 en D, aan te vullen [s15].

Goed om te weten

Essentiële aminozuren

Essentiële aminozuren zijn aminozuren die het lichaam niet zelf kan aanmaken en daarom via de voeding moeten worden opgenomen. In het kader van een vegetarische stofwisselingskuur is het belangrijk om op een voldoende inname van deze essentiële aminozuren te letten om de stofwisseling optimaal te ondersteunen.

Insulinegevoeligheid

De insulinegevoeligheid beschrijft hoe goed het lichaam reageert op het hormoon insuline. Een verhoogde insulinegevoeligheid kan worden bevorderd door een vegetarische stofwisselingskuur en is belangrijk voor een gezonde bloedsuikerspiegel en stofwisseling.

Metabolische acidose

Metabolische acidose is een verzuring van het lichaam. Een vegetarisch dieet met veel fruit en groenten kan helpen deze verzuring te voorkomen en de zuur-basebalans in evenwicht te houden, wat belangrijk is voor een succesvolle stofwisselingskuur.

Micronutriënten

Micronutriënten zoals vitamines en mineralen zijn essentieel voor de stofwisseling en de energieproductie. Een vegetarische stofwisselingskuur moet voldoende micronutriënten bevatten om het lichaam optimaal te voorzien.

Eiwitgehalte van plantaardige levensmiddelen

Eiwitgehalte per 100g

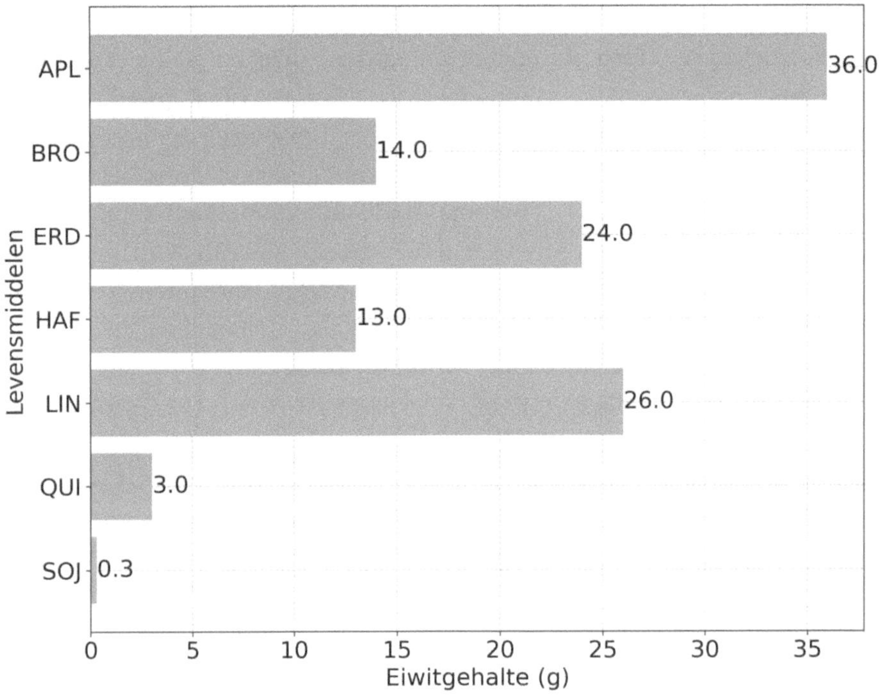

APL: Appel

BRO: Broccoli

ERD: Pinda's

HAF: Havermout

LIN: Linzen

QUI: Quinoa

SOJ: Sojabonen

Soja, pinda's en linzen hebben het hoogste eiwitgehalte en zijn daarom waardevolle componenten van een vegetarisch metabolisch dieet. Granen zoals haver en quinoa bieden ook aanzienlijke hoeveelheden eiwit. Groenten en fruit daarentegen bevatten relatief weinig eiwit.

Essentiële voedingsstoffen

Naast eiwitten heeft het lichaam een aantal andere voedingsstoffen nodig die via een vegetarisch dieet moeten worden verkregen. Micronutriënten zoals vitamines en mineralen spelen een cruciale rol in verschillende lichaamsfuncties. Terwijl een plantaardig dieet rijk is aan veel vitamines, mineralen en sekundaeren_pflanzenstoffen [s19], kunnen sommige voedingsstoffen die in dierlijke producten voorkomen, in kleinere hoeveelheden aanwezig zijn of minder goed door het lichaam worden opgenomen [s20]. Vitamine B12, dat voornamelijk in dierlijke voedingsmiddelen voorkomt, is een voorbeeld hiervan. Om een tekort te voorkomen, moeten vegetariërs vitamine B12 aanvullen, vooral bij een veganistisch dieet [s21]. Ook vitamine D, dat het lichaam zelf kan aanmaken door zonlicht, kan worden aangevuld bij onvoldoende blootstelling aan zonlicht of bij een donkere huid [s22]. Mineralen zoals ijzer en zink zijn weliswaar aanwezig in plantaardige voedingsmiddelen, maar hun biologische beschikbaarheid is lager dan die uit dierlijke bronnen. Door slimme combinaties in het dieet kan de opname worden verbeterd. Zo verhoogt vitamine C, dat rijkelijk aanwezig is in citrusvruchten of paprika, de opname van ijzer uit plantaardige bronnen. Fytaten, die in volle granen en peulvruchten voorkomen, kunnen de opname van zink belemmeren.

Het weken en kiemen van peulvruchten en granen vermindert het fytatgehalte en verbetert zo de zinkbeschikbaarheid. Calcium, belangrijk voor botten en tanden, is aanwezig in plantaardige voedingsmiddelen zoals donkergroene bladgroenten, tofu en verrijkte plantaardige melkproducten. Omega-3-vetzuren, met name EPA en DHA, die voornamelijk in vette vis voorkomen, kunnen bij een vegetarisch dieet worden verkregen via algenolie of lijnzaadolie [s20]. Een evenwichtige en gevarieerde voeding met een verscheidenheid aan plantaardige voedingsmiddelen zoals peulvruchten, volle granen, groenten, fruit, noten en zaden [s23] helpt om aan de behoefte aan de meeste voedingsstoffen te voldoen en de voordelen van een plantaardig dieet, zoals een verlaagd risico op chronische ziekten [s24], te benutten.

Goed om te weten

Micronutriënten

Micronutriënten die tijdens een vegetarische stofwisselingskuur bijzonder aandacht moeten krijgen, zijn vitamine B12, vitamine D, ijzer, zink, calcium en omega-3-vetzuren. Een gerichte selectie en combinatie van voedingsmiddelen, evenals eventueel aanvullen, helpen om aan de behoefte te voldoen en de stofwisseling optimaal te ondersteunen.

Macronutriëntenverdeling (Voorbeeld Vegetarisch Dieet)

Voorbeeld macronutriëntenverdeling voor een vegetarisch dieet.

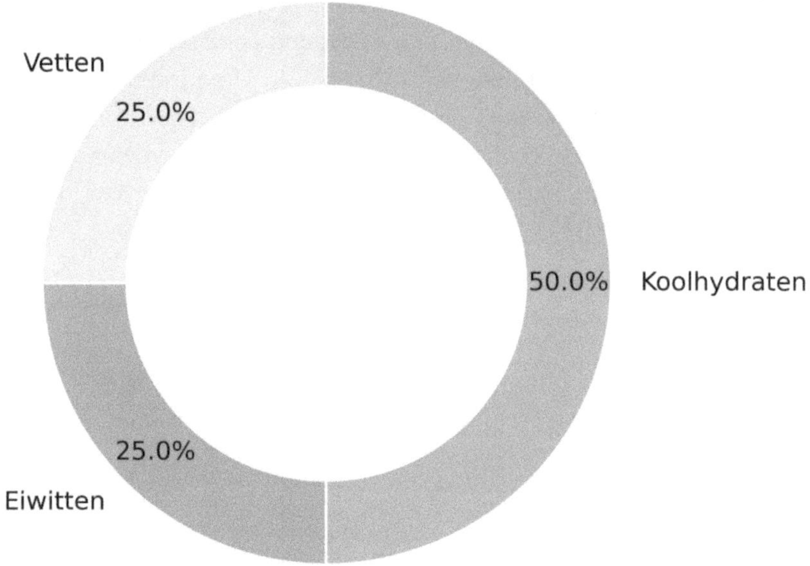

- EIW: Eiwitten
- KH: Koolhydraten
- VET: Vetten

Deze grafiek illustreert een mogelijke macronutriëntenverdeling voor een gebalanceerd vegetarisch dieet. Het hogere percentage koolhydraten weerspiegelt de afhankelijkheid van plantaardig voedsel. Voldoende eiwitinname kan worden bereikt door middel van diverse bronnen zoals peulvruchten, tofu en noten. Gezonde vetten uit bronnen zoals avocado's, noten en zaden zijn ook belangrijke componenten.

Spijsverteringsoptimalisatie

Een optimale spijsvertering is essentieel voor het welzijn en de opname van voedingsstoffen. Plantaardige voeding, rijk aan vezels en polyfenolen, bevordert een diverse darmflora, die positieve effecten op de gezondheid heeft [s25]. Deze diversiteit omvat onder andere bacteriën die butyraat produceren, een korteketenvetzuur dat als energiebron voor de darmcellen dient en ontstekingsremmende eigenschappen heeft [s25]. Een evenwichtige plantaardige voeding ondersteunt de groei van nuttige darmbacteriën en vermindert tegelijkertijd de aanwezigheid van schadelijke bacteriën [s26]. Dit draagt bij aan een gezonde darmflora, die op haar beurt de spijsvertering, het immuunsysteem en de balans van de darmbacteriën positief beïnvloedt [s26]. Probiotica, levende micro-organismen, en prebiotica, onverteerbare voedingsbestanddelen die de groei van nuttige bacteriën bevorderen, kunnen de darmgezondheid verder ondersteunen. Wie zijn yoghurt verrijkt met lijnzaad of chiazaad, neemt tegelijkertijd probiotica (via de yoghurt) en prebiotica (via de zaden) in en ondersteunt zo de darmflora op twee manieren. Door gerichte selectie en combinatie van voedingsmiddelen kan de spijsvertering worden geoptimaliseerd en de gezondheid worden bevorderd.

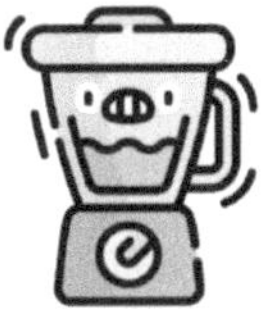

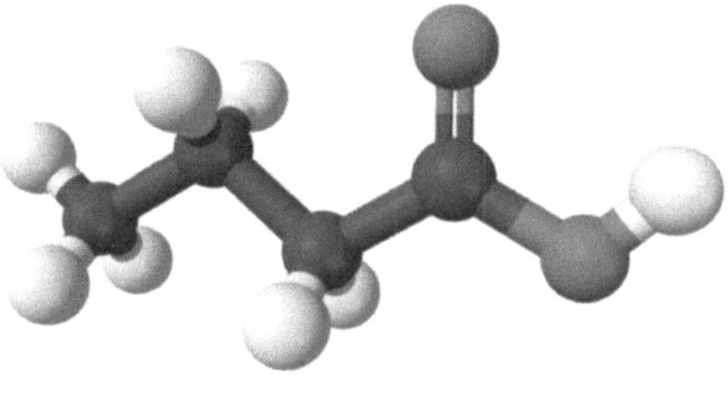

Butyraat [i6]

Goed om te weten

Polyfenolen

Secundaire plantaardige stoffen die in veel plantaardige voedingsmiddelen voorkomen en antioxidatieve eigenschappen hebben, die voordelig kunnen zijn voor een gezonde stofwisselingskuur.

Prebiotica

Onverteerbare voedingsbestanddelen (bijv. inuline, resistente zetmeel) die de groei en activiteit van nuttige bacteriën in de darm bevorderen. Ze kunnen de effectiviteit van een vegetarische stofwisselingskuur verhogen.

Probiotica

Levende micro-organismen (bijv. in yoghurt, zuurkool) die de darmflora positief beïnvloeden en zo de spijsvertering en voedingsstofopname tijdens een vegetarische stofwisselingskuur kunnen ondersteunen.

Spijsverteringsefficiëntie op een plantaardig dieet

Verbeterde spijsvertering na verloop van tijd op een vegetarisch metabolisch dieet.

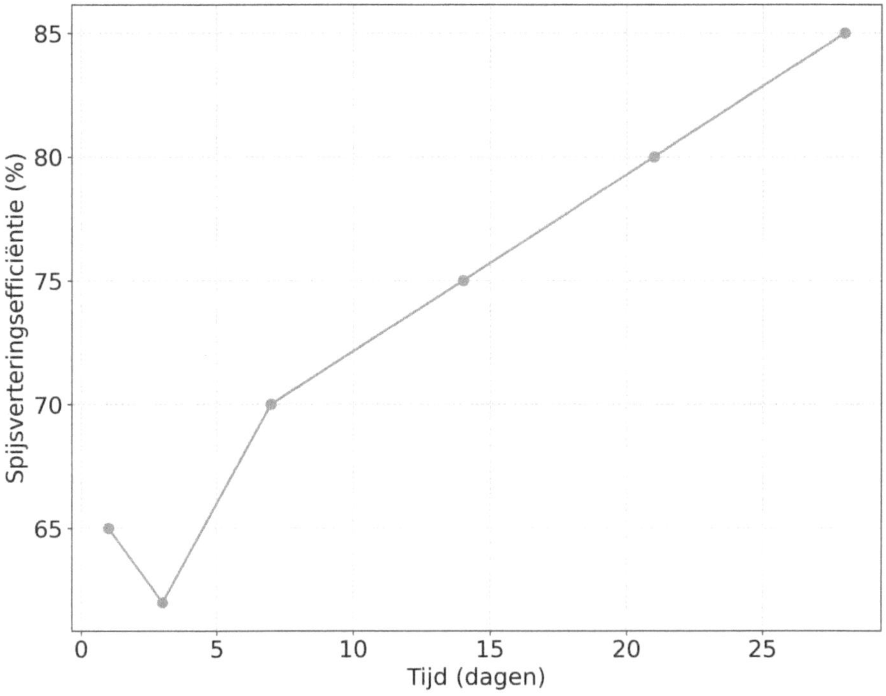

De grafiek illustreert een algemene trend van toenemende spijsverteringsefficiëntie in de loop van de tijd. Aanvankelijke aanpassingen kunnen leiden tot lichte fluctuaties, maar het algehele patroon suggereert dat het lichaam zich aanpast aan het plantaardige dieet, wat resulteert in een betere opname van voedingsstoffen en minder spijsverteringsongemak.

Concrete adviezen

- Verhoog uw eiwitinname uit peulvruchten door deze een nacht voor het koken te weken en het weekwater weg te gooien.
- Combineer granen en peulvruchten niet alleen in één maaltijd, maar verspreid ze ook over de dag om de eiwitverwerking te optimaliseren.
- Ontdek de verscheidenheid aan kiemen: kiemen bevatten geconcentreerde voedingsstoffen en enzymen die de spijsvertering en het metabolisme ondersteunen.
- Rotatieer uw plantaardige eiwitbronnen wekelijks om ervoor te zorgen dat u alle essentiële aminozuren binnenkrijgt en nieuwe smaken ontdekt.
- Integreer regelmatig algen in uw dieet om de inname van jodium en omega-3-vetzuren te verbeteren, bijvoorbeeld door nori-bladen aan salades of soepen toe te voegen.
- Drink groene thee bij uw ijzerrijke maaltijden om de opname van non-heemijzer uit plantaardige bronnen te remmen en zo een overmaat te voorkomen.
- Experimenteer met gefermenteerde sojaproducten zoals miso of natto om uw darmflora te verrijken met nieuwe bacteriestammen en de eiwitverteerbaarheid te verbeteren.
- Bereid uw maaltijden met voedingsrijke plantaardige oliën zoals lijnzaadolie, hennepolie of walnootolie om uw inname van omega-3-vetzuren te verhogen.
- Droog kruiden uit uw eigen tuin of balkon en gebruik deze als aromatische en voedingsrijke aanvulling voor uw gerechten.
- Maak gebruik van de natuurlijke zoetheid van dadels of gedroogd fruit om uw vegetarische gerechten te zoeten en tegelijkertijd waardevolle mineralen op te nemen.

1. 3 Stofwisselingsoptimalisatie zonder hormonen

Een succesvolle metabolische optimalisatie is mogelijk zonder hormonale ondersteuning. Dit gedeelte van het vegetarische metabolische dieet belicht natuurlijke strategieën voor het verbeteren van de stofwisselingsfunctie, waaronder intermittent vasten en de gerichte selectie van plantaardige voedingsmiddelen. Beide benaderingen brengen uitdagingen met zich mee en bieden tegelijkertijd groot potentieel voor duurzame successen. Ontdek hoe u uw metabolisme op natuurlijke wijze kunt activeren en uw gezondheid op de lange termijn kunt versterken.

Een vegetarisch dieet, gecombineerd met intermittent vasten, biedt synergetische effecten voor metabolische optimalisatie door de vetverbranding te bevorderen, de insulinegevoeligheid te verbeteren en de ontgiftingsprocessen te ondersteunen, zonder op hormonen te hoeven terugvallen.

Metabolismeoptimalisatie zonder HCG

Metabolismeoptimalisatie zonder HCG in het kader van een vegetarisch metabolismeprogramma richt zich op natuurlijke methoden om de stofwisselingsfunctie te verbeteren. Een benadering is intermittent vasten, dat niet gericht is op caloriebeperking, maar op de tijdsregeling van de voedselinname. Door af te wisselen tussen eet- en vastenfasen past het lichaam zijn metabolisme aan, van het gebruik van glucose als energiebron naar de verbranding van vetzuren en ketonen [s27]. Zo kan intermittent vasten de vetverbranding bevorderen en de insulinegevoeligheid verbeteren, wat positieve effecten kan hebben op het gewicht en de metabolische gezondheid [s27]. Verschillende methoden, zoals afwisselend vasten of tijdgebonden eten (bijvoorbeeld de 16/8-methode, waarbij 16 uur wordt gevast en 8 uur gegeten), kunnen effecten op de metabolische gezondheid vertonen [s27]. Een vegetarisch, en met name veganistisch dieet, biedt ook potentieel voor metabolismeoptimalisatie. Het hoge vezelgehalte in plantaardige voedingsmiddelen bevordert het verzadigingsgevoel en verbetert de insulinegevoeligheid [s28]. Tegelijkertijd vermindert een veganistisch dieet de inname van verzadigde vetzuren, die in dierlijke producten voorkomen, en verhoogt het de inname van ungesaettigten_fettsaeuren. Deze verandering in het vetzuurprofiel kan positieve effecten hebben op het lipidenprofiel en daarmee het risico op hart- en vaatziekten verlagen [s28]. Het vermijden van vlees, vooral rood en bewerkt vlees, draagt ook bij aan het verlagen van het risico op het metabool syndroom en type 2 diabetes [s28]. Bovendien is een veganistisch dieet rijk aan antioxidanten en ontstekingsremmende verbindingen, die de cardiovasculaire gezondheid kunnen ondersteunen [s28]. Een goed gepland veganistisch dieet kan zo dienen als een therapeutisch hulpmiddel in de strijd tegen het metabool syndroom en ter vermindering van het risico op hart- en vaatziekten

[s28]. Langdurige studies naar de effectiviteit en veiligheid van intermittent vasten zijn noodzakelijk [s27].

Goed om te weten

Cardiovasculaire gezondheid

De cardiovasculaire gezondheid verwijst naar de gezondheid van het hart en de bloedvaten. Een gezond dieet, regelmatige lichaamsbeweging en een gezonde levensstijl zijn belangrijk voor de cardiovasculaire gezondheid.

Intermittent vasten

Bij intermittent vasten wisselen eet- en vastentijden elkaar af. Deze methode kan het metabolisme omzetten naar vetverbranding en zo bijdragen aan gewichtsverlies, zonder de totale calorie-inname te verminderen. In combinatie met een vegetarisch dieet kan dit bijzonder effectief zijn.

Metabolische gezondheid

Metabolische gezondheid verwijst naar de optimale toestand van de stofwisselingsprocessen in het lichaam. Indicatoren voor een goede metabolische gezondheid zijn onder andere een gezonde bloeddruk, bloedsuiker- en cholesterolwaarden, evenals een normale body-mass-index (BMI). Een vegetarisch dieet en intermittent vasten kunnen de metabolische gezondheid positief beïnvloeden.

Ontstekingsremmende verbindingen

Ontstekingsremmende verbindingen zijn stoffen die ontstekingen in het lichaam kunnen verminderen. Chronische ontstekingen spelen een rol bij veel ziekten en een dieet dat rijk is aan ontstekingsremmende verbindingen kan bijdragen aan de gezondheid.

Plantaardige werkstoffen

Plantaardige werkstoffen bieden een breed scala aan mogelijkheden om het metabolisme positief te beïnvloeden. Naast de reeds genoemde voedingsvezels en meervoudig onverzadigde vetzuren zijn er andere bioactieve stoffen in plantaardige voedingsmiddelen die relevant zijn voor de metabolische activiteit. Zo bevorderen sekundaere_pflanzenstoffe, zoals beschreven in [s29], met hun antioxidatieve en ontstekingsremmende eigenschappen de gezondheid. Deze beschermen de cellen tegen oxidatieve stress en kunnen zo bijdragen aan de preventie van chronische ziekten [s29]. Een ander belangrijk aspect is de modulatie van de ontgiftingsroutes door plantaardig voedsel [s30]. Enzymen van fase I en II van het metabolisme worden beïnvloed door bepaalde ingrediënten, wat de uitscheiding van schadelijke stoffen en metabolische producten bevordert [s30]. De activatie van de Nrf2-signaalroute, een centrale regulator van cellulaire beschermingsmechanismen, door plantaardige stoffen versterkt de productie van antioxidanten en ontgiftingsenzymen [s30]. Dit verbetert de bescherming tegen schadelijke invloeden en ondersteunt de natuurlijke ontgifting van het lichaam. Bovendien kunnen bepaalde plantenstoffen de productie van een eiwit stimuleren dat toxische metalen bindt en zo hun uitscheiding bevordert [s30]. Om de positieve effecten van plantaardige werkstoffen optimaal te benutten, dient u uw voeding gevarieerd te houden en verschillende soorten fruit en groenten in uw dieet op te nemen. Broccoli, spinazie en bessen zijn bijvoorbeeld rijk aan antioxidanten en ondersteunen zo de cellulaire gezondheid.

Goed om te weten

Chronische ziekten

Chronische ziekten kunnen het metabolisme negatief beïnvloeden. Een vegetarische metabolismekuur, gecombineerd met een gezonde levensstijl, kan helpen het risico op chronische ziekten te verminderen en het metabolisme op lange termijn te verbeteren.

Meervoudig onverzadigde vetzuren

Meervoudig onverzadigde vetzuren, zoals die in plantaardige oliën, noten en zaden voorkomen, zijn essentieel voor een gezond metabolisme. Ze kunnen de insulinegevoeligheid verbeteren en de vetverbranding bevorderen. In het kader van een vegetarische metabolismekuur zijn ze een belangrijke energiebron en dragen ze bij aan de gezondheid van hart en bloedvaten.

Ontgiftingsroutes

Ontgiftingsroutes zijn de processen in het lichaam die verantwoordelijk zijn voor de uitscheiding van schadelijke stoffen en metabolische producten. Een vegetarische metabolismekuur kan deze routes ondersteunen en de natuurlijke ontgifting van het lichaam bevorderen.

Concentraties van actieve stoffen

Concentratie van plantaardige actieve stoffen

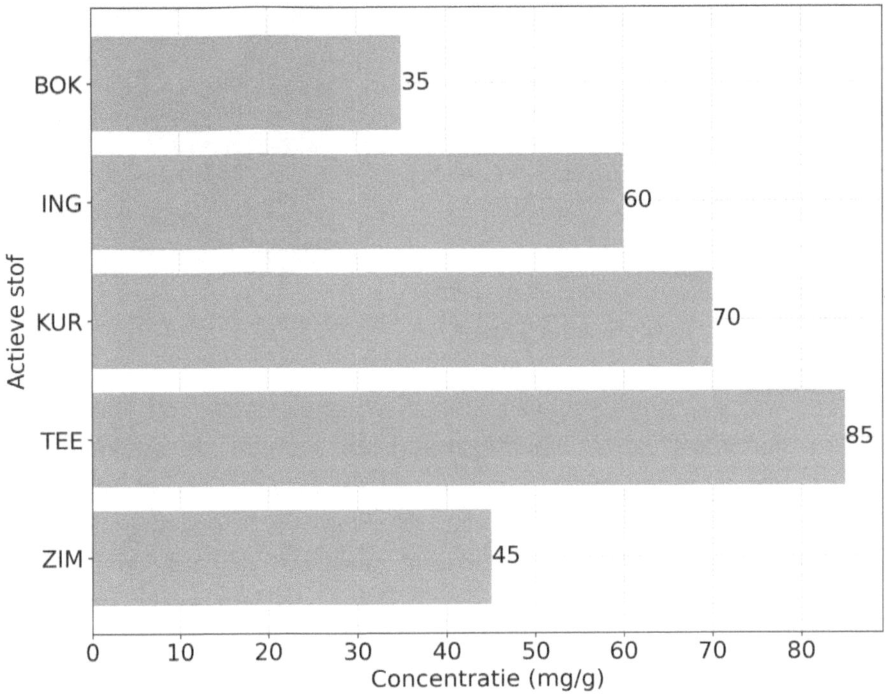

BOK: Fenegriek

ING: Gember

KUR: Kurkuma

TEE: Groene thee

ZIM: Kaneel

Gember vertoont de hoogste concentratie aan actieve verbindingen, gevolgd door kurkuma en groene thee. Fenegriek en kaneel laten gematigde concentraties zien, wat wijst op verschillende sterktes. De selectie van deze actieve stoffen in een metabolische kuur kan synergetische effecten bieden voor metabolische optimalisatie.

Enzymatische Processen

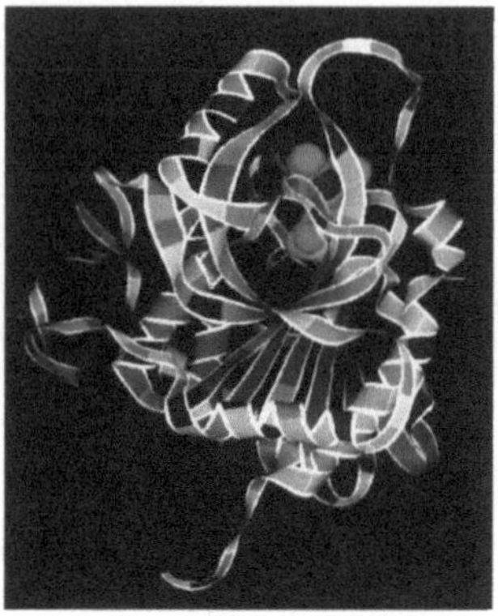

Enzym [i8]

Enzymen zijn essentieel voor talloze stofwisselingsprocessen. Ze versnellen biochemische reacties door de benodigde activeringsenergie te verlagen. In de context van een vegetarische stofwisselingskuur zijn enzymen onder andere betrokken bij de spijsvertering, de opname van voedingsstoffen en de energieproductie. Enzymen van fase I en II van de stofwisseling worden beïnvloed door bepaalde plantaardige stoffen, wat de eliminatie van stofwisselingsproducten en schadelijke stoffen bevordert [s31]. Voedingsmiddelen kunnen de activiteit van ontgiftingsenzymen zowel remmen als induceren – het effect is dosisafhankelijk [s31]. Genetische factoren en omgevingsinvloeden kunnen ook de reactie op voedingsmiddelen en hun invloed op enzymatische processen beïnvloeden [s31]. Naast hun rol bij ontgifting zijn enzymen ook betrokken bij de epigenetische herprogrammering [s32]. Omgevingsfactoren zoals voeding en beweging beïnvloeden de genactiviteit zonder de DNA-sequentie zelf te veranderen [s32]. Een voldoende inname van methylgroepdonoren via de voeding is belangrijk voor DNA-methylatie en genexpressie, vooral in de ontwikkelingsfase [s32]. Beweging kan epigenetische modificaties teweegbrengen die gepaard gaan met een verbeterde insulinegevoeligheid en verminderde ontstekingen [s32]. De combinatie van voeding en beweging werkt synergetisch op de epigenetische modulatie en kan zo bijdragen aan de preventie van stofwisselingsziekten [s32]. Ook micronutriënten zijn betrokken bij enzymatische processen. Mineralen zoals magnesium, zink, koper, ijzer en selenium zijn bestanddelen van enzymen of beïnvloeden hun activiteit [s33]. Een tekort aan deze mineralen kan verschillende immunologische functies verstoren en de vatbaarheid voor infecties verhogen [s33]. Een gevarieerde, plantaardige voeding met peulvruchten, noten en volle granen kan de voorziening van deze belangrijke mineralen waarborgen. B-vitaminen fungeren als co-enzymen in talrijke enzymatische reacties van de celstofwisseling - zowel in het katabole als in het anabole gebied [s34]. Ze zijn betrokken bij de synthese en het metabolisme van aminozuren, vetzuren en andere bioactieve moleculen [s34]. Een tekort aan B-vitaminen kan leiden tot een verhoogde homocysteïneconcentratie, die geassocieerd wordt met cardiovasculaire en neurodegeneratieve aandoeningen [s34]. Aangezien B-vitaminen actief door de bloed-hersenbarrière worden getransporteerd en hun concentratie in de hersenen strikt gereguleerd is, zijn ze bijzonder relevant voor de hersenfunctie [s34]. Een voldoende inname van deze vitaminen via volle granen, groene bladgroenten en peulvruchten kan daarom de cognitieve prestaties ondersteunen.

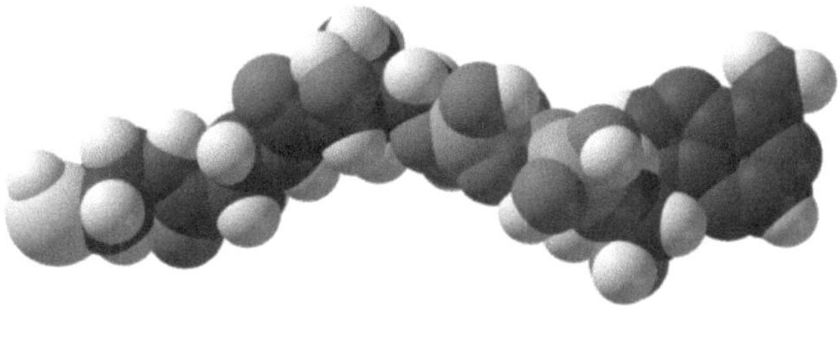

Co-enzym [i7]

Goed om te weten

Activeringsenergie

De activeringsenergie is de hoeveelheid energie die nodig is om een chemische reactie te starten. Enzymen verlagen deze energie, waardoor stofwisselingsprocessen efficiënter verlopen.

Bloed-Hersenbarrière

De bloed-hersenbarrière is een beschermingsbarrière tussen de bloedsomloop en de hersenen, die het transport van stoffen naar de hersenen reguleert. B-vitaminen kunnen deze barrière oversteken.

Epigenetische Herprogrammering

De epigenetische herprogrammering beschrijft de verandering van genactiviteit door omgevingsinvloeden zoals voeding en beweging, zonder de DNA-sequentie zelf te veranderen. Dit kan de stofwisseling beïnvloeden.

Enzymactiviteit in vegetarische stofwisseling

Enzymactiviteit gerelateerd aan nutriëntenabsorptie en metabole efficiëntie in een vegetarisch dieet.

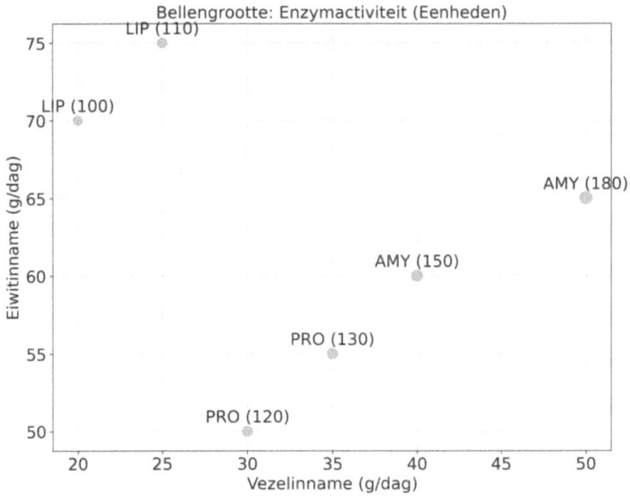

Blasengröße: Enzymactiviteit (Eenheden)

- AMY: Amylase
- LIP: Lipase
- PRO: Protease

Hogere vezelinname correleert met verhoogde amylase-activiteit, terwijl lagere eiwitinname kan leiden tot licht verminderde protease-activiteit, maar voldoende niveaus worden gehandhaafd voor efficiënte spijsvertering. Lipase-activiteit blijft relatief constant over variërende vetinnameniveaus binnen een vegetarisch dieet, wat duidt op een efficiënt vetmetabolisme. Over het algemeen suggereren de gegevens een gebalanceerde enzymatische reactie die een efficiënt nutriëntengebruik in een vegetarische metabolische context mogelijk maakt.

Concrete adviezen

- Verfijn uw gerechten met specerijen zoals kurkuma, gember en kaneel om de thermogenese te stimuleren en de stofwisseling te activeren.
- Integreer bitterstoffen uit paardenbloem, artisjok of witloof in uw dieet om de leverfunctie en de vetvertering te ondersteunen.
- Drink 's ochtends een glas warm water met citroensap om de stofwisseling zachtjes te stimuleren en de spijsvertering voor te bereiden.
- Masseer uw buik met de klok mee om de darmactiviteit te stimuleren en spijsverteringsklachten te verlichten.
- Afwisselend dagelijks tussen koude en warme douches om de bloedsomloop en stofwisseling te bevorderen.
- Adem meerdere keren per dag diep in de buik om de zuurstoftoevoer naar de cellen te verbeteren en de stofwisseling te activeren.
- Breng dagelijks tijd door in de natuur om stress te verminderen en de natuurlijke ritmiek van uw lichaam te ondersteunen.
- Experimenteer met verschillende vormen van vasten, zoals het 5:2-vasten of schijnvasten, om de optimale methode voor uzelf te vinden.
- Profiteer van de positieve effecten van kou door bijvoorbeeld koude dranken te consumeren of uw handen in koud water te dompelen om de vetverbranding te stimuleren.
- Bevorder uw darmgezondheid door het consumeren van prebiotische voedingsmiddelen zoals uien, knoflook en topinamboer, die de groei van nuttige darmbacteriën ondersteunen.

Terugblik - 1. Basisprincipes van de vegetarische stofwisselingskuur

"Een vegetarisch metabolisch dieet dat op natuurlijke wijze de stofwisseling stimuleert, biedt veelbelovende mogelijkheden om uw gezondheid en welzijn te verbeteren. De sleutel ligt in het optimaliseren van de lichaamseigen processen voor energieproductie en -gebruik, zonder gebruik te maken van HCG. Verschillende factoren spelen hierbij een cruciale rol, van de keuze van de juiste plantaardige eiwitbronnen en het waarborgen van een adequate voedingsstoffenvoorziening tot het optimaliseren van uw spijsvertering en het gericht inzetten van plantaardige werkstoffen. Door deze aspecten in overweging te nemen, kunt u uw metabolische kuur effectief vormgeven en duurzame resultaten behalen.

Een belangrijke stap is de integratie van een verscheidenheid aan plantaardige eiwitbronnen in uw dieet. Peulvruchten, sojaproducten, noten, zaden en volle granen bieden waardevolle eiwitten en belangrijke micronutriënten. Zorg voor een gevarieerde voeding om ervoor te zorgen dat u alle essentiële aminozuren binnenkrijgt. Vooral bij een veganistisch dieet is suppletie van vitamine B12 en eventueel vitamine D essentieel. Om de opname van ijzer uit plantaardige bronnen te verbeteren, combineert u ijzerrijke voedingsmiddelen met vitamine C-rijke voedingsmiddelen. Het weken en kiemen van peulvruchten en granen vermindert het fytinezuurgehalte en verbetert de zinkbeschikbaarheid. Door bewuste keuzes en combinaties van voedingsmiddelen kunt u uw voedingsstoffenvoorziening optimaliseren en uw metabolische kuur optimaal ondersteunen.

De darmgezondheid speelt een centrale rol in een effectieve metabolische kuur. Een vezelrijk, plantaardig dieet bevordert een diverse darmflora, die de spijsvertering en opname van voedingsstoffen verbetert. Integreer probiotica, zoals yoghurt of zuurkool, en prebiotica, zoals lijnzaad of

2. Praktische uitvoering

Hoe kan een vegetarische stofwisselingskuur succesvol in het dagelijks leven worden geïntegreerd? De overstap naar een andere voeding vereist doordachte planning en duidelijke structuren, zodat de nieuwe levensstijl een routine kan worden. Van de ochtendvoorbereiding tot de avondlijke afsluiting ontwikkelt zich een harmonieuze dagelijkse routine die zowel lichaam als geest in gelijke mate in acht neemt. Met de juiste hulpmiddelen en een systematische aanpak staat niets het succes nog in de weg - laten we samen de verschillende bouwstenen verkennen.

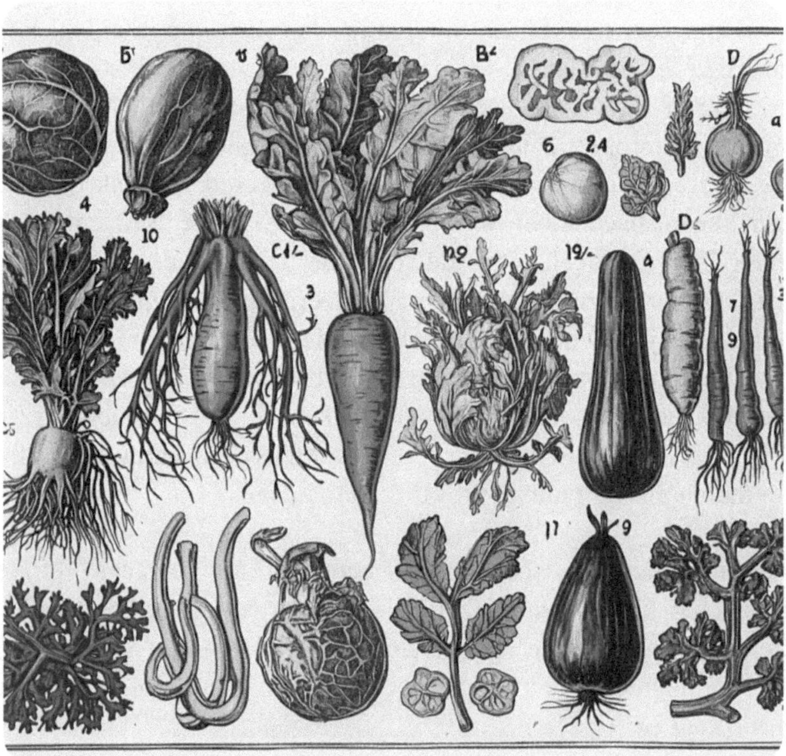

2. 1 Voorbereidingsfase

Een succesvolle vegetarische stofwisselingskuur vereist een goede voorbereiding. De juiste keukenuitrusting, een doordachte boodschappenlijst en een gestructureerd weekplan zijn essentieel om uitdagingen zoals tijdgebrek, hongeraanvallen of ongezonde impulsaankopen te overwinnen. Deze fase legt de basis voor een soepele uitvoering en duurzame successen. Bereid u optimaal voor en start versterkt aan uw vegetarische stofwisselingskuur!

Een goede voorbereiding is de basis van een succesvolle stofwisselingskuur.

Keukenapparatuur

Voor een succesvolle vegetarische stofwisselingskuur is de juiste keukenapparatuur nuttig. Een krachtige blender vergemakkelijkt de bereiding van groene smoothies en romige soepen. Meerdere snijplanken van verschillende groottes voorkomen smaakoverdracht, bijvoorbeeld van uien naar fruit. Een goed uitgeruste messen set met verschillende messen – zoals een koksmes, een groentemes en een schilmess – maakt nauwkeurig en efficiënt werken mogelijk. Hoogwaardige, goed afsluitbare bewaardozen zijn onmisbaar voor het bewaren van voorbereide maaltijden en snacks. [s35] Zo kunt u bijvoorbeeld, wanneer u linzen kookt, direct de hele verpakking bereiden en de helft van de rest invriezen. [s35] Een stoomkoker maakt het mogelijk om groenten voorzichtig te bereiden, waarbij vitamines en voedingsstoffen behouden blijven. Ook een keukenweegschaal is aan te raden om de portiegroottes in de gaten te houden. - Daarnaast zijn hulpmiddelen zoals een spiraalsnijder voor groentepasta, een staafmixer voor soepen en sauzen en verschillende maatbekers en -lepels nuttig. Door de juiste voorbereiding van de keukenapparatuur bespaart u tijd en vergemakkelijkt u de uitvoering van de vegetarische stofwisselingskuur. Zo kunt u ook grotere hoeveelheden peulvruchten voorbereiden door deze, zoals kikkererwten, 24 uur te weken en vervolgens te koken, waarbij het zout pas aan het einde wordt toegevoegd. [s35] Vergeet niet voldoende water te gebruiken – minimaal 3 kopjes water per kopje peulvruchten – en laat de gekookte peulvruchten goed uitlekken voordat u ze in de voorbereide bewaardozen opslaat. [s35]

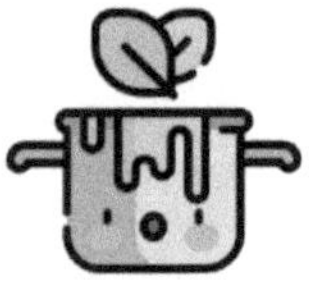

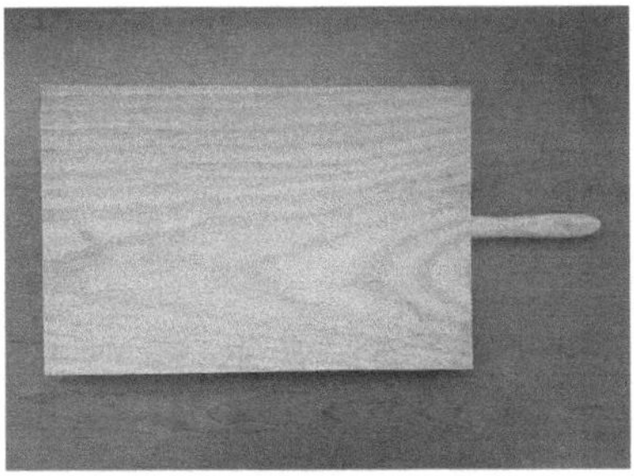

snijplank [i9]

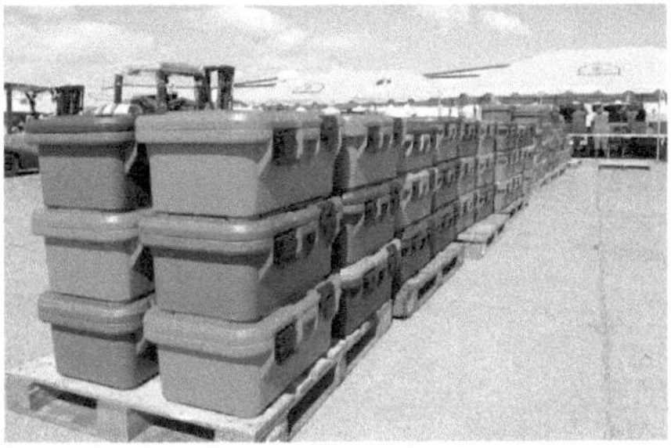

Vershouddoos [i10]

Goed om te weten

Peulvrucht

Peulvruchten zoals linzen, kikkererwten en bonen zijn rijk aan plantaardige eiwitten en vezels, die belangrijk zijn voor een gezonde spijsvertering en een stabiele bloedsuikerspiegel. In de voorbereidingsfase kunnen ze voorgekookt en portiegewijs ingevroren worden om tijd te besparen.

Smoothie

Groene smoothies zijn in de voorbereidingsfase ideaal om het lichaam van belangrijke vitamines en mineralen te voorzien en de stofwisseling te stimuleren. Ze kunnen bijvoorbeeld worden bereid met bladgroenten, fruit en plantaardige eiwitbronnen zoals hennepzaad.

Kosten keukenapparatuur voor een vegetarisch metabolisch dieet

Kostenoverzicht essentiële keukenapparatuur.

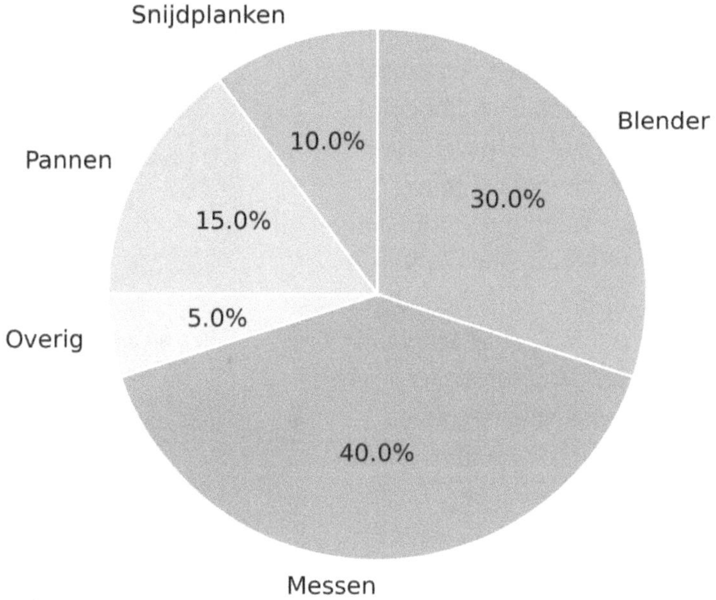

BLE: Blender
MES: Messen en snijplanken
OVE: Overig (bijv. opslag, weegschalen)
PAN: Pannen en potten
SNI: Kleinere gereedschappen en gebruiksvoorwerpen

Messen en snijplanken vertegenwoordigen een aanzienlijk deel van de initiële investering, wat het belang van kwaliteitsgereedschap voor het bereiden van verse producten benadrukt. Investeren in een goede blender is ook essentieel voor dit type dieet, waarschijnlijk voor het maken van smoothies en soepen. Kleinere apparaten en gereedschappen vormen de resterende kosten, wat aantoont dat hoewel diverse gereedschappen nuttig zijn, de kerninvestering in basisvoorbereidingsapparatuur ligt.

Boodschappenlijst

Een doordachte boodschappenlijst vormt de basis voor een succesvolle vegetarische stofwisselingskuur. Het voorkomt impulsaankopen en maakt een optimale voorraadbeheer mogelijk, wat weer tijd en geld bespaart. Begin met een inventarisatie van uw voorraden om onnodige dubbele aankopen te vermijden. Noteer vervolgens alle benodigde voedingsmiddelen voor de geplande duur van de kuur. Structureer uw lijst op basis van voedselcategorieën – zoals fruit, groenten, peulvruchten, graanproducten, noten en zaden, zuivelproducten en plantaardige alternatieven – om het winkelen te vergemakkelijken en een overzicht te behouden. Houd rekening met de recepten die u tijdens de kuur wilt bereiden. Als u bijvoorbeeld een recept met quinoa plant, controleer dan of u daar nog voldoende van in de voorraadkast heeft of dat het op de boodschappenlijst moet. Integreer ook voedingsmiddelen voor gezonde snacks, zoals ongezouten noten, om hunkeringen te voorkomen. Een goed geplande boodschappenlijst helpt u om u aan uw voedingsplan te houden en de kuur succesvol uit te voeren. Let bij het winkelen op seizoensgebonden en regionale producten, omdat deze vaak verser en voedzamer zijn. Kies bij voorkeur voor onverwerkte voedingsmiddelen en lees de ingrediëntenlijsten zorgvuldig om verborgen suikers of ongewenste

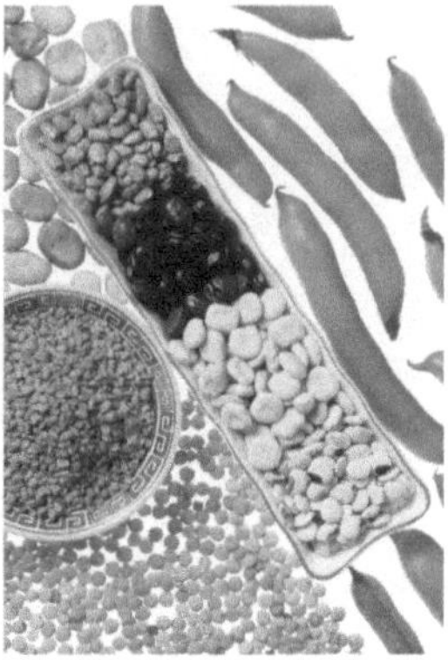

Peulvruchten [i11]

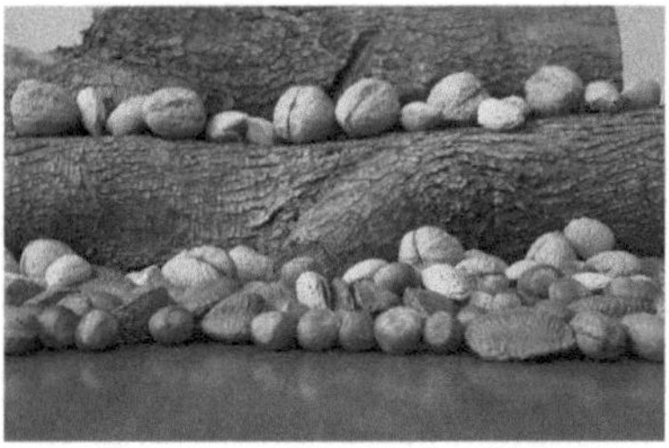

Noten [i12]

additieven te identificeren. Plan uw aankopen zo dat u verse producten zoals bessen of bladgroenten meerdere keren per week kunt kopen om optimale versheid te waarborgen. Noteer naast de voedingsmiddelen ook benodigde keukenbenodigdheden die u helpen bij de bereiding, zoals speciale kruiden of een hoogwaardige olie voor uw salades. Met een goed georganiseerde en gestructureerde boodschappenlijst legt u de beste basis voor een succesvolle en stressvrije vegetarische stofwisselingskuur. Vergeet niet om de boodschappenlijst regelmatig bij te werken en aan uw individuele behoeften aan te passen. Zo kunt u bijvoorbeeld, als u merkt dat u meer eiwitrijke voedingsmiddelen nodig heeft, deze gericht aanvullen. Een flexibele en dynamische boodschappenlijst is een waardevol hulpmiddel om uw voeding optimaal te maken en uw doelen te bereiken. Maak gebruik van digitale boodschappenlijst-apps of maak een sjabloon die u steeds weer kunt gebruiken en aanpassen. Zo bespaart u niet alleen tijd, maar houdt u ook altijd het overzicht over uw benodigde voedingsmiddelen en keukenbenodigdheden. De boodschappenlijst is dus een belangrijke stap in de voorbereidingsfase van uw vegetarische stofwisselingskuur en draagt aanzienlijk bij aan het succes. Houd ook rekening met de opslagmogelijkheden van uw voedingsmiddelen. Koop bijvoorbeeld geen grote hoeveelheden bederfelijke vruchten als u niet over voldoende ruimte in de koelkast beschikt. Plan uw aankopen dienovereenkomstig en geef de voorkeur aan kleinere, regelmatige aankopen om de versheid en kwaliteit van uw voedingsmiddelen te waarborgen.

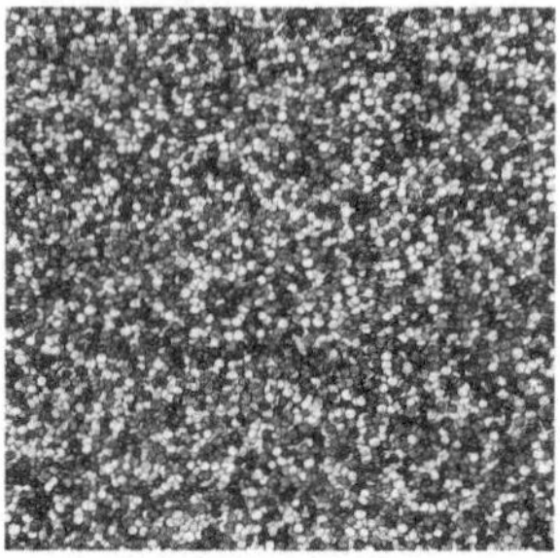

Quinoa [i13]

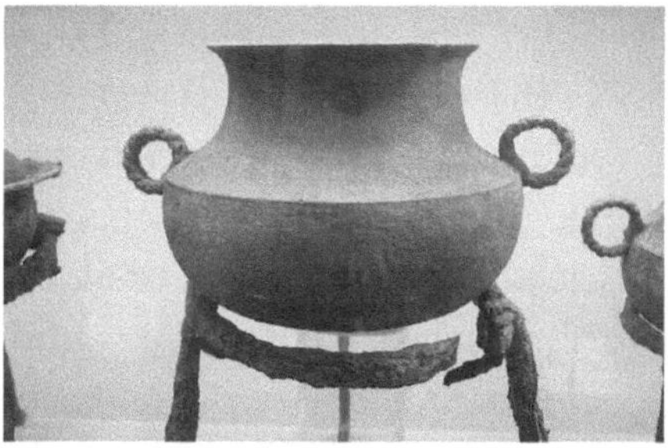

Keukengerei [i14]

Goed om te weten

Additieven

Additieven zijn kunstmatige of natuurlijke stoffen die aan voedingsmiddelen worden toegevoegd om hun eigenschappen te veranderen. In de voorbereidingsfase van de vegetarische stofwisselingskuur moeten voedingsmiddelen met additieven worden vermeden om het lichaam optimaal voor te bereiden op de voedingsverandering.

Hunkeringen

Hunkeringen zijn een veelvoorkomend probleem, vooral aan het begin van een voedingsverandering. In de voorbereidingsfase van de vegetarische stofwisselingskuur kunnen gezonde snacks zoals noten of groenten helpen om deze aanvallen te vermijden en de motivatie hoog te houden.

Onverwerkte voedingsmiddelen

Onverwerkte voedingsmiddelen zijn natuurlijk en bevatten geen kunstmatige additieven. In de voorbereidingsfase van de vegetarische stofwisselingskuur vormen onverwerkte voedingsmiddelen de basis voor een gezonde voeding en ondersteunen ze de natuurlijke stofwisselingsfunctie.

Quinoa

Quinoa is een glutenvrije pseudograan dat rijk is aan plantaardige eiwitten en alle negen essentiële aminozuren. Het is uitstekend geschikt als basis voor verschillende gerechten in de voorbereidingsfase van een vegetarische stofwisselingskuur, omdat het lang verzadigt en het lichaam van belangrijke voedingsstoffen voorziet.

Kosten Grundzutaten

Preisvergleich vegetarischer Grundnahrungsmittel

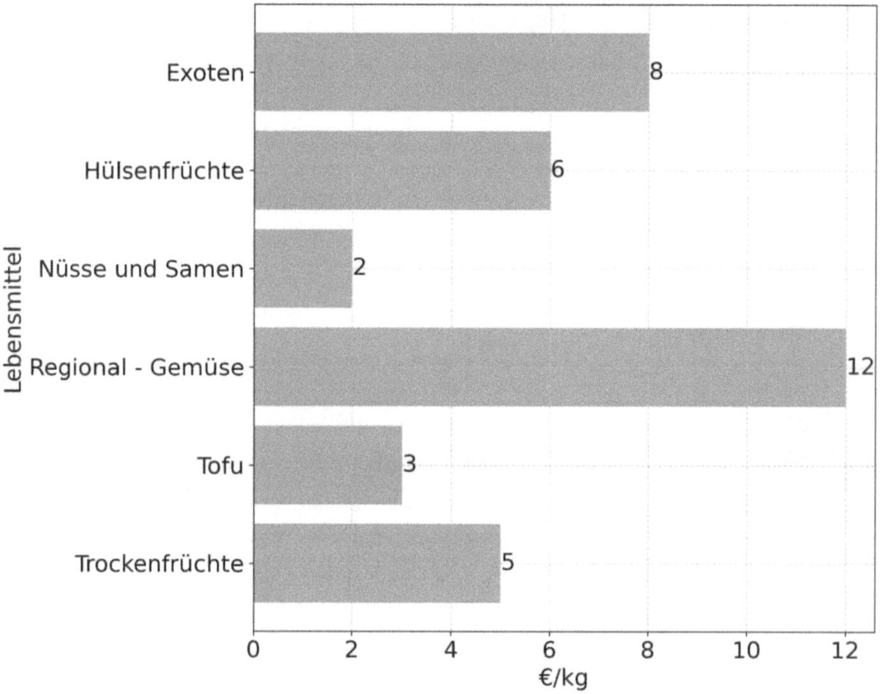

EXO: Exoten

HÜL: Hülsenfrüchte

TOF: Tofu

GEM: Regional - Gemüse

NÜS: Nüsse und Samen

TRO: Trockenfrüchte

Tofu und Hülsenfrüchte bilden die günstigste Proteinbasis. Nüsse, Samen und Trockenfrüchte sind teurer, bieten aber eine hohe Nährstoffdichte. Regionales Gemüse ist im Vergleich zu Exoten preiswerter.

Weekplanningung

Een doordachte weekplanning is de sleutel tot een succesvolle vegetarische stofwisselingskuur. Het structureert het proces, minimaliseert spontane beslissingen die het dieetsucces in gevaar kunnen brengen en vereenvoudigt de dagelijkse uitvoering. Begin idealiter met het opstellen van een weekplan voor uw maaltijden. Lijst voor elke dag ontbijt, lunch en diner, evenals geplande tussendoortjes op. Dit creëert een duidelijk overzicht van de benodigde voedingsmiddelen en vergemakkelijkt de organisatie van uw aankopen. Een dergelijke nauwkeurige planning vermindert ook voedselverspilling, omdat u alleen koopt wat u daadwerkelijk nodig heeft. Integreer in uw weekplan vaste tijden voor de bereiding van maaltijden. Zo zorgt u ervoor dat u ondanks de dagelijkse stress voldoende tijd heeft om gezonde maaltijden te koken. Zoals studies aantonen, verhoogt een gedetailleerde planning met concrete richtlijnen de naleving van dieetvoorschriften. [s36] Noteer de geplande kooktijden als afspraken in uw agenda. Dit helpt om deze tijden te beschermen en prioriteit te geven. Denk na over welke gerechten u op welke dagen wilt bereiden en houd daarbij rekening met de benodigde tijd en uw persoonlijke voorkeuren. Een gerecht met een langere bereidingstijd, zoals een groentelasagne, is goed geschikt voor het weekend, terwijl snelle gerechten, zoals een salade met gebakken tofu, ideaal zijn voor werkdagen. Noteer ook op welke dagen u grotere hoeveelheden wilt voorbereiden en portioneren, om voor de komende dagen te zorgen. Zo bespaart u tijd en zorgt u ervoor dat er altijd een gezonde maaltijd beschikbaar is. Vul uw weekplanning aan met vaste tijden voor beweging en ontspanning. Sportieve activiteiten en voldoende rustperiodes ondersteunen de stofwisseling en bevorderen het algemene welzijn tijdens de kuur.

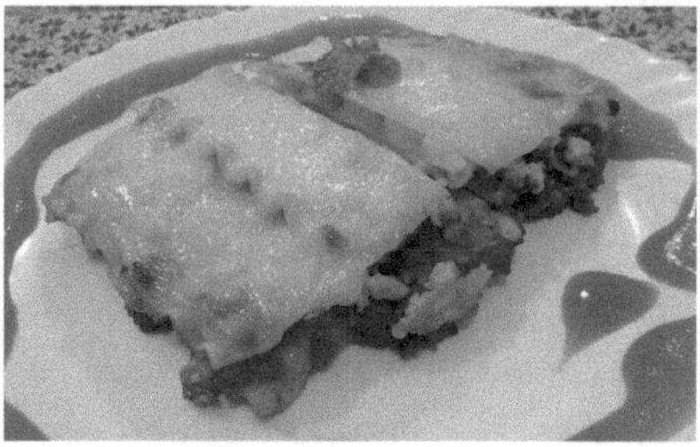

Groentelasagne [i15]

Goed om te weten

Dieet

In de context van de stofwisselingskuur verwijst dieet naar een voedingsverandering met als doel de stofwisseling te stimuleren en gewichtsreductie te ondersteunen. Het is tijdelijk en gebaseerd op vegetarische voedingsmiddelen.

Maaltijden

De geplande maaltijden binnen de vegetarische stofwisselingskuur die in de voorbereidingsfase worden vastgesteld. Ze bestaan uit ontbijt, lunch, diner en tussendoortjes met de focus op plantaardige voedingsmiddelen.

Tussendoortjes

Kleine, gezonde maaltijden tussen de hoofdmaaltijden die de stofwisseling actief houden en hunkeringen helpen voorkomen. In de voorbereidingsfase worden ze gepland en in het weekplan geïntegreerd.

Weekplanning

Een gedetailleerd plan voor de hele week dat alle maaltijden, aankopen, kooktijden en sportieve activiteiten omvat. Het dient als leidraad voor de voorbereidingsfase en helpt om de stofwisselingskuur succesvol uit te voeren.

Wekelijkse maaltijdvoorbereidingstijd (vegetarisch metabolisch dieet)

Tijdsbesteding voor maaltijdvoorbereiding.

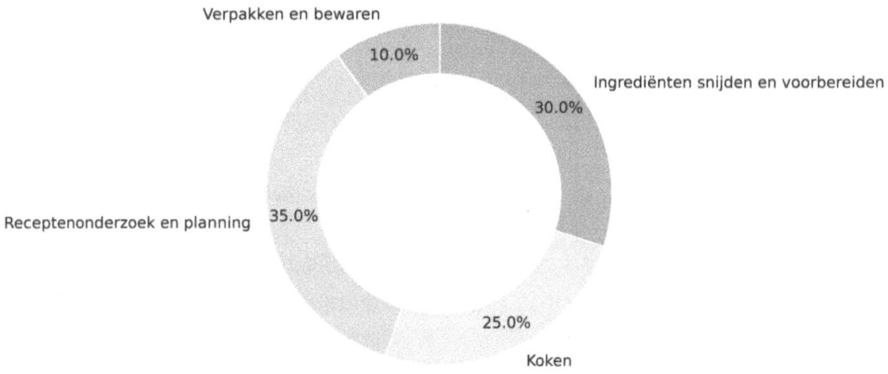

CHP: Ingrediënten snijden en voorbereiden COO: Koken

PAK: Verpakken en bewaren RES: Receptenonderzoek en planning

Het grootste deel van de tijd is besteed aan receptenonderzoek en planning, wat het belang benadrukt van het vinden van geschikte vegetarische recepten voor een metabolisch dieet. Het snijden en voorbereiden van ingrediënten neemt veel tijd in beslag, wat suggereert dat efficiënte mesvaardigheden en organisatie belangrijk zijn. De kooktijd zelf is relatief korter, mogelijk door de keuze voor snelkookrecepten die geoptimaliseerd zijn voor het dieet. Inpakken en bewaren, hoewel de kortste taak, is nog steeds essentieel voor grab-and-go gemak gedurende de week.

Concrete adviezen

- Zorg voor containers in verschillende kleuren voor de maaltijden van de dag.
- Creëer een speciale ruimte in uw keuken voor de bereiding van uw kuur-maaltijden.
- Label uw voorraadcontainers niet alleen met de inhoud, maar ook met de bereidingsdatum.
- Maak een tabel met de kooktijden van uw favoriete groenten om de planning te vergemakkelijken.
- Hang inspirerende afbeeldingen van gezonde gerechten in uw keuken op.
- Zorg ervoor dat u alle benodigde ingrediënten voor een recept klaarlegt voordat u begint met koken, om het proces te versnellen.
- Investeer in een hoogwaardige kruidenpot om altijd verse kruiden binnen handbereik te hebben.
- Stel een afspeellijst samen met uw favoriete muziek voor een ontspannen bereiding van uw maaltijden.
- Maak afspraken met vrienden of familie voor gezamenlijke kooksessies om elkaar te motiveren.
- Bezoek een lokale boerenmarkt om verse en regionale ingrediënten voor uw kuur te ontdekken.
- Ontwikkel een eigen systeem voor het verwerken van restjes om voedselverspilling te voorkomen.
- Beloon uzelf na een succesvolle voorbereiding met een ontspannend bad of een goed boek.
- Documenteer uw voorbereidingen met foto's om uw voortgang te visualiseren en motivatie op te doen.

2. 2 Dagelijks verloop

De juiste maaltijdstructuur beïnvloedt het succes van uw vegetarische stofwisselingskuur aanzienlijk. Frequentie, intervallen, regelmaat en timing van de maaltijden hebben directe invloed op de opname van voedingsstoffen, verzadiging en gewichtsregulatie. Foute eetgewoonten kunnen leiden tot voedingsstoffentekort, hunkering en gewichtstoename. De optimale inrichting van de dagelijkse routine, inclusief portiegroottes en calorieverdeling, vormt een uitdaging, maar biedt tegelijkertijd enorm potentieel voor stofwisselingsoptimalisatie. Een doordacht plan helpt om gezonde eetgewoonten te vestigen en het lichaam optimaal van energie te voorzien. Ontdek hieronder hoe u uw dagelijkse routine effectief kunt inrichten en uw stofwisselingskuur succesvol kunt uitvoeren.

Een gestructureerde dagelijkse routine met regelmatige maaltijden in de eerste helft van de dag, voldoende afstand tussen de maaltijden en een beperkt eetvenster (bijv. 12 uur) optimaliseert de stofwisseling en ondersteunt de gewichtsregulatie bij een vegetarische stofwisselingskuur.

Maaltijdstructuur

De structuur van uw maaltijden beïnvloedt uw metabolisme en uw gewicht. Aspecten zoals frequentie, intervallen, regelmaat en timing van de maaltijden hebben invloed op de voedingsstoffenopname en de kwaliteit van de voeding [s37]. Het overslaan van maaltijden is geassocieerd met een lagere voedingsstoffeninname [s37], daarom is regelmatige voedselinname aan te raden. Plan uw maaltijden van tevoren om gevarieerde en voedingsrijke voedingsmiddelen gedurende de dag te consumeren [s38]. Houd rekening met de bereidingstijd; veel gerechten zijn snel te bereiden [s38]. De calorie-inname is individueel en moet worden afgestemd met een arts of diëtist [s38]. De tijdsverdeling van de calorieën speelt een belangrijke rol [s39] [s40]. Concentreer de calorie-inname op de eerste helft van de dag [s39] en neem de laatste maaltijd enkele uren voor het slapengaan in [s39] [s40]. Laat eten, vooral 's avonds, verhoogt het risico op gewichtstoename [s40]. Een hogere energie-inname in de avond is geassocieerd met een hoger risico op overgewicht, terwijl een vroegere lunch dit risico kan verlagen [s40]. De metabolisme-efficiëntie varieert gedurende de dag, 's nachts is deze lager [s40]. Ook honger- en verzadigingshormonen volgen een dagritme dat door de maaltijden wordt beïnvloed [s40]. De totale duur van de voedselinname mag 12 uur niet overschrijden [s39]. Wie bijvoorbeeld om 8 uur ontbijt, moet de laatste maaltijd uiterlijk om 20 uur innemen. Tijdgebonden eten kan een strategie voor gewichtsverlies zijn [s40] en een vroegere avondmaaltijd leidt in vergelijking met een late avondmaaltijd tot een groter gewichtsverlies [s40]. Het aantal maaltijden per dag kan ook relevant zijn. Meer dan vier maaltijden per dag zijn geassocieerd met een lager risico op buikvetzucht [s41]. Een uitgebreid ontbijt dat meer dan 25% van de dagelijkse energie-inname uitmaakt, kan daarentegen het risico op buikvetzucht verhogen [s41]. Een vroege lunch, voor 14 uur, met een gematigde energie-inname (maximaal 35% van de dagelijkse energie) heeft een positieve invloed op het voorkomen van buikvetzucht [s41].

Goed om te weten

Buikvetzucht

Buikvetzucht, ook bekend als abdominale obesitas, is een vorm van obesitas waarbij het vetweefsel voornamelijk in de buikholte zich ophoopt. In de context van een vegetarische metabolismekuur is het vermijden van buikvetzucht een belangrijk doel, aangezien het geassocieerd is met een verhoogd risico op verschillende stofwisselingsziekten. Door een aangepaste voeding en een gestructureerde dagelijkse routine kan het risico op buikvetzucht worden verminderd.

Timing

De juiste timing van de maaltijden speelt een belangrijke rol bij de vegetarische metabolismekuur. Door uw maaltijden strategisch over de dag te verdelen, kunt u uw metabolisme optimaliseren en uw gewichtsverliesdoelen effectief ondersteunen. Een evenwichtige ritme van voedselinname en -pauzes bevordert de vetverbranding en de spieropbouw.

Voedingsstoffenopname

Bij een vegetarische metabolismekuur is de juiste voedingsstoffenopname cruciaal voor het succes. Door een gestructureerde dagelijkse routine met geplande maaltijden kan de optimale voorziening van vitamines, mineralen en sporenelementen worden gegarandeerd.

Voorbeeld van een vegetarische maaltijdstructuur voor metabole optimalisatie

Verdeling van macronutriënten over de maaltijden

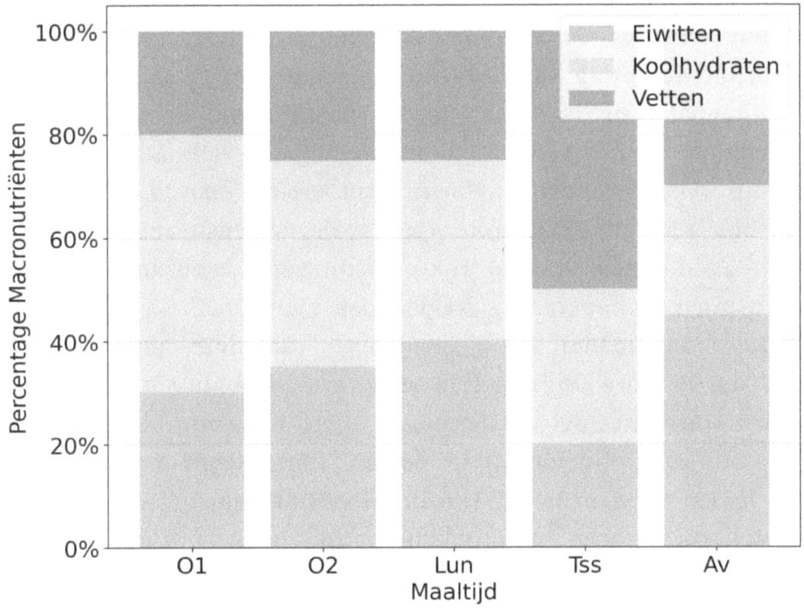

Av: Avondeten

O1: Ontbijt 1

Tss: Tussendoortje

Lun: Lunch

O2: Ontbijt 2

Deze grafiek toont een gebalanceerde benadering van de timing van vegetarische maaltijden, met de nadruk op eiwitinname bij elke maaltijd om verzadiging en spiereiwitsynthese te ondersteunen. De geleidelijke afname van de koolhydraatinname gedurende de dag kan helpen de bloedsuikerspiegel te reguleren en de slaapkwaliteit te verbeteren. De consistente opname van gezonde vetten zorgt voor voldoende inname van essentiële vetzuren en ondersteunt de hormoonproductie.

Tijdelijke intervallen

De intervallen tussen de maaltijden beïnvloeden de stofwisseling en het lichaamsgewicht, net als de frequentie en regelmaat van de voedselinname. Deze pauzes hebben invloed op de benutting van de voedingsstoffen en de kwaliteit van de voeding. Langere eetpauzes kunnen leiden tot hongeraanvallen en de voedingsvoorziening verstoren. Daarom is een gelijkmatige verdeling van de voedselinname over de dag aan te raden. Een uitgebalanceerd vegetarisch maaltijdplan met regelmatige eetmomenten kan zo worden ingericht dat het aansluit bij uw levensstijl. Onder andere kunnen voorbereide snacks en maaltijden helpen om, zelfs met een volle agenda, de gewenste intervallen aan te houden. Zo kunnen voedingsrijke voedingsmiddelen in het dagelijks leven worden geïntegreerd, zonder dat men hoeft in te boeten op flexibele eetmomenten. Ook de lengte van deze intervallen heeft invloed op de stofwisseling. Een te korte afstand tussen de maaltijden kan de spijsvertering belasten en het lichaam verhinderen om voedingsstoffen optimaal op te nemen. Omgekeerd kunnen te lange pauzes leiden tot een daling van de bloedsuikerspiegel en daardoor tot energietekort, concentratieproblemen en honger. Een ritme van ongeveer 3-4 uur tussen de maaltijden heeft zich voor velen als praktisch bewezen, waarbij individuele behoeften en de persoonlijke dagelijkse routine in overweging moeten worden genomen. Wie bijvoorbeeld zijn werkdag om 8 uur begint en om 18 uur eindigt, kan om 8 uur ontbijten, rond 12 uur lunchen en om 16 uur een tussendoortje nemen. Zo blijft de stofwisseling actief en wordt het lichaam continu van energie voorzien. Ook de totale duur van de dagelijkse voedselinname, het zogenaamde “eetvenster”, heeft invloed op de stofwisseling. Een beperking tot 12 uur, bijvoorbeeld van 8 tot 20 uur, kan positieve effecten hebben op de gewichtsregulatie en de stofwisseling. Binnen dit tijdsvenster kunnen de maaltijden en tussendoortjes flexibel

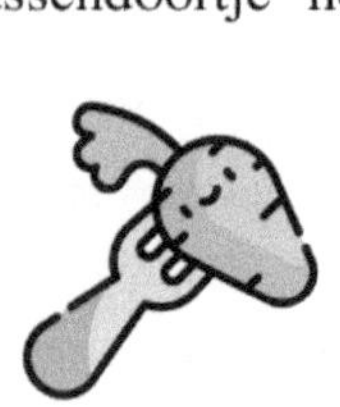

worden aangepast om aan de individuele behoeften te voldoen. Dit betekent niet dat er strikte eetmomenten moeten worden aangehouden, maar dat de voedselinname bewust over de dag wordt verspreid en op een bepaalde periode wordt beperkt. Deze aanpak kan helpen om het natuurlijke ritme van het lichaam te ondersteunen en de stofwisselingsactiviteit te optimaliseren. Een dergelijke structurering van de maaltijden biedt een kader dat individueel kan worden aangepast en biedt richting voor een gezonde en evenwichtige voeding.

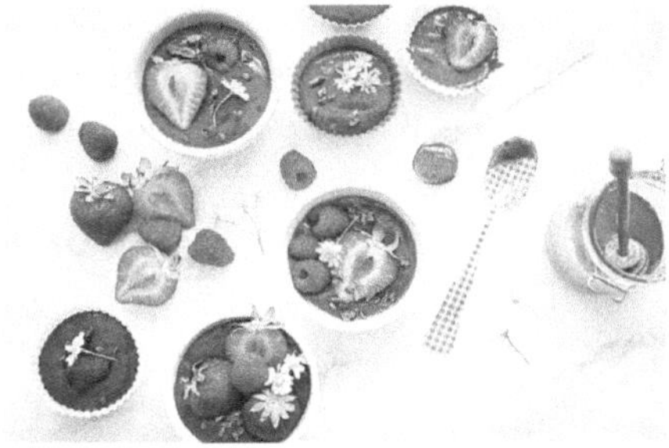

Hevige trek [i16]

Goed om te weten

Eetvenster

Het eetvenster, dus de periode waarin u voedsel tot u neemt, kan uw stofwisseling beïnvloeden. Een eetvenster van 12 uur, bijv. van 8 tot 20 uur, kan positieve effecten hebben op de gewichtsregulatie.

Intervallen

Bij de vegetarische stofwisselingskuur spelen intervallen tussen de maaltijden een belangrijke rol voor een evenwichtige bloedsuikerspiegel en ter voorkoming van honger. Ideaal zijn 3-4 uur tussen de maaltijden.

Voedingsstoffen

Een voldoende inname van alle belangrijke voedingsstoffen is ook bij een vegetarische stofwisselingskuur essentieel. Let op een gevarieerde voeding met veel groenten, fruit, peulvruchten, noten en volle granen om uw lichaam optimaal te voorzien.

Vegetarische stofwisseling gedurende de dag

Illustreert ideale maaltijdtiming voor een vegetarisch dieet.

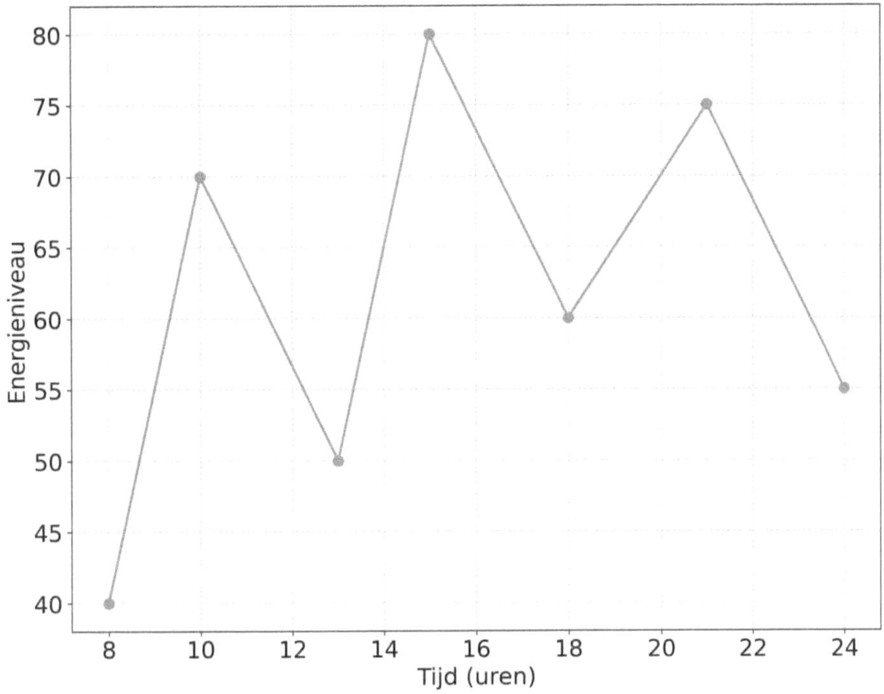

De grafiek toont een fluctuerend energieniveau gedurende de dag, met pieken na de maaltijden en een geleidelijke afname tot de volgende maaltijd. Het handhaven van relatief consistente energieniveaus door regelmatig te eten voorkomt extreme honger, helpt bij portiecontrole en ondersteunt stabiele bloedsuikerspiegels, wat allemaal bijdraagt aan een gezondere stofwisseling.

Portiegroottes

De hoeveelheid voedsel die per maaltijd wordt geconsumeerd, de portiegrootte, beïnvloedt direct de calorie-inname en daarmee het succes van een stofwisselingskuur. Te grote porties, zelfs bij gezonde voedingsmiddelen, kunnen gewichtsverlies voorkomen of zelfs leiden tot gewichtstoename. Omgekeerd kunnen te kleine porties leiden tot een tekort aan essentiële voedingsstoffen en een constant hongergevoel, wat de langdurige naleving van de vegetarische stofwisselingskuur bemoeilijkt. Bewuste controle van de portiegroottes is daarom essentieel. Dit betekent niet noodzakelijk dat voedsel nauwkeurig gewogen moet worden, maar dat er een gevoel voor redelijke hoeveelheden ontwikkeld moet worden. Het kan nuttig zijn om de aanbevelingen voor een evenwichtige vegetarische voeding te volgen, die bijvoorbeeld de grootte van een portie groenten vergelijkt met de eigen vuist en die van een portie koolhydraten met de eigen handpalm. Een portie eiwitbronnen, zoals tofu of peulvruchten, zou ongeveer de grootte van een handpalm moeten hebben. Op deze manier kan men de portiegroottes visueel inschatten en zonder veel moeite aanpassen. Een caloriereducerend dieet kan, afhankelijk van de behoefte en medische aanbevelingen, tussen de 1.000 en 1.500 calorieën per dag omvatten. Binnen dit calorieaantal moeten de porties zo worden samengesteld dat ze verzadigend zijn en tegelijkertijd voldoen aan de

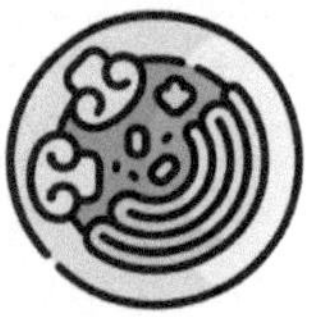

individuele voedingsbehoeften. Wie bijvoorbeeld zijn caloriebehoefte op 1.200 calorieën per dag heeft vastgesteld, kan deze verdelen over drie hoofdmaaltijden van 300 calorieën en twee snacks van 150 calorieën. Daarbij is het belangrijk om te letten op een evenwichtige voedingssamenstelling binnen elke portie, dus een combinatie van koolhydraten, eiwitten, gezonde vetten, vitamines en mineralen. Op deze manier wordt het lichaam optimaal van energie en essentiële voedingsstoffen voorzien en worden hongerbuien voorkomen. Deze bewuste vormgeving van de portiegroottes ondersteunt de gewichtsregulatie en draagt bij aan het langdurige succes van de vegetarische stofwisselingskuur.

Goed om te weten

Caloriereducerend

Een caloriereducerend dieet is een belangrijk onderdeel van veel stofwisselingskuren. Het is gericht op het verminderen van de calorie-inname om het lichaam aan te moedigen vetreserves te gebruiken en zo gewichtsverlies te bevorderen. In de context van een vegetarische stofwisselingskuur betekent dit dat de calorie-inname door plantaardige voedingsmiddelen wordt verminderd, zonder essentiële voedingsstoffen te verwaarlozen.

Hongerbuien

Hongerbuien zijn plotselinge, intense verlangens naar bepaalde voedingsmiddelen, vaak naar zoetigheden of vette gerechten. In het kader van een stofwisselingskuur kunnen ze het succes in gevaar brengen. Een evenwichtige voedingsinname en regelmatige maaltijden helpen om hongerbuien te voorkomen en de stofwisselingskuur succesvol uit te voeren.

Voedingsbehoefte

De voedingsbehoefte geeft aan welke hoeveelheden vitamines, mineralen, eiwitten, koolhydraten en vetten een persoon nodig heeft om gezond te blijven. In het kader van een vegetarische stofwisselingskuur moet de voedingsbehoefte, ondanks de verminderde calorie-inname, worden gedekt om het lichaam optimaal te voorzien en tekorten te voorkomen. Vooral de voldoende inname van eiwitten, ijzer, vitamine B12 en omega-3-vetzuren is belangrijk.

Vegetarisch Metabolisch Dieet - Portiegroottes

Aanbevelingen voor portiegroottes gedurende de dag bij een vegetarisch metabolisch dieet.

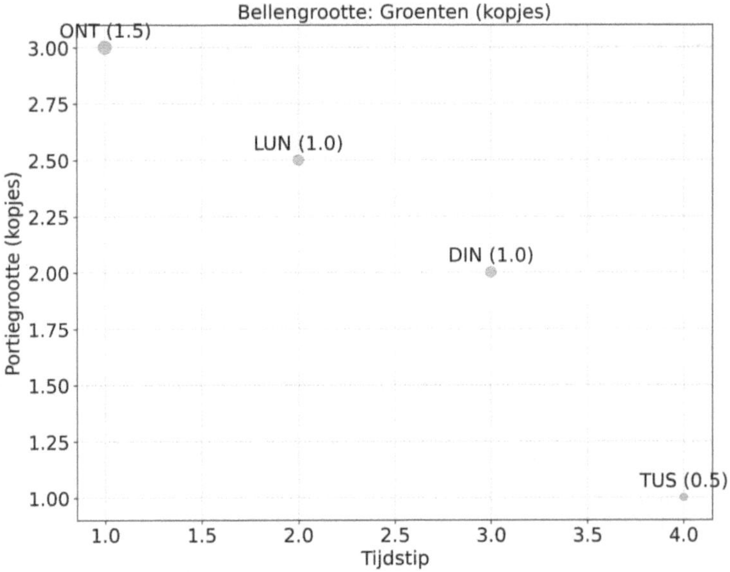

Blasengröße: Groenten (kopjes)

DIN: Diner

LUN: Lunch

ONT: Ontbijt

TUS: Tussendoortje

Grotere porties worden aanbevolen aan het begin van de dag, die geleidelijk afnemen naar de avond toe. Dit komt overeen met metabolische principes, waarbij de energiebenutting wordt geoptimaliseerd en mogelijk gewichtsbeheersing wordt bevorderd door te profiteren van een hogere metabolische activiteit gedurende het actieve deel van de dag. De nadruk op groenten bij alle maaltijden benadrukt het belang van voedzame, caloriearme voedingsmiddelen voor verzadiging en een uitgebalanceerde voeding.

Concrete adviezen

- Koppel uw maaltijden aan vaste tijdstippen, bijvoorbeeld altijd na het begin van de werkdag of voor de avondwandeling.
- Gebruik de pauzes tussen de maaltijden bewust voor korte bewegingsrituelen zoals rek- en strekoefeningen of een wandeling om de blok.
- Verander uw eetplek: ontbijt op het balkon, lunch in de tuin en dineer aan de keukentafel om de maaltijden een bijzondere setting te geven.
- Integreer kleine genietmomenten in uw dagelijkse routine die niets met eten te maken hebben, zoals een kopje thee of een goed boek.
- Stel een alarm in dat u herinnert aan uw volgende maaltijd, vooral als u de neiging heeft om maaltijden te vergeten.
- Bereid de avond ervoor kleine porties voor de volgende dag voor en bewaar deze in draagbare containers.
- Drink voor elke maaltijd een glas water om het verzadigingsgevoel te ondersteunen en de portiegrootte op natuurlijke wijze te reguleren.
- Eet uw maaltijden van kleinere borden om de portiegrootte visueel te verkleinen en zo het verzadigingsgevoel te bevorderen.
- Varieer uw eetmomenten minimaal, bijvoorbeeld met 15 minuten, om het lichaam flexibel te houden en starre routines te vermijden.
- Creëer rituelen voor het begin en het einde van de maaltijd, zoals een kort dankbaarheidsritueel of het bewust opruimen van het servies.
- Gebruik de tijd tussen de maaltijden om nieuwe gezonde recepten te onderzoeken en uw kookvaardigheden uit te breiden.
- Observeer uw energieniveau gedurende de dag en pas uw maaltijden en samenstelling dienovereenkomstig aan.

2. 3 Bewegingsconcept

Beweging is essentieel voor een succesvolle stofwisselingskuur. Het beïnvloedt niet alleen de calorieverbranding, maar ook de enzymactiviteit, insulinegevoeligheid en opname van voedingsstoffen. Deze complexe interacties kunnen zowel positieve als negatieve effecten hebben op de stofwisseling en de bio-beschikbaarheid van voedingsstoffen. Een doordachte activiteitsplanning houdt daarom rekening met individuele behoeften en integreert beweging strategisch in het dagelijks leven. Het omvat zowel gestructureerde trainingseenheden als de verhoging van dagelijkse beweging. Alleen op deze manier kunnen de positieve effecten op de stofwisseling gemaximaliseerd worden en kan de gezondheid op lange termijn bevorderd worden. Ontdek hieronder hoe u beweging optimaal kunt integreren in uw vegetarische stofwisselingskuur.

Regeneratie is net zo belangrijk als beweging zelf voor een succesvolle stofwisseling en langdurige gezondheid.

Metabolisme-stimulerende oefeningen

Metabolisme-stimulerende oefeningen beïnvloeden niet alleen de calorieverbranding tijdens de training, maar hebben ook een blijvende impact op het metabolisme. Ze bevorderen de activiteit van enzymen die betrokken zijn bij het metabolisme, wat leidt tot een efficiëntere verwerking van voedingsstoffen en een verhoogde vetverbranding, zelfs in rust [s42]. Dit effect, bekend als nabeureneffect, beschrijft het verhoogde energieverbruik na de training. Door regelmatige beweging past het lichaam zich aan en optimaliseert het zijn metabolische processen. Dit omvat een verbeterde insulinegevoeligheid, die cruciaal is voor de regulatie van de bloedsuikerspiegel en de opname van voedingsstoffen in de cellen. Een hardloper die regelmatig traint, zal in de loop van de tijd een verbeterde insulinegevoeligheid en een over het algemeen efficiënter metabolisme ontwikkelen, vergeleken met iemand met een lage fysieke activiteit [s42]. Naast de directe calorieverbranding en de verhoging van de enzymactiviteit beïnvloeden metabolisme-stimulerende oefeningen ook de farmacokinetiek, dat wil zeggen de opname, distributie, metabolisme en uitscheiding van stoffen in het lichaam [s42]. Lichamelijke activiteit kan de maagmotiliteit, dat wil zeggen de beweging van de maag en darmen, veranderen en zo de opname van voedingsstoffen en medicijnen beïnvloeden. Tegelijkertijd verandert de doorbloeding in het lichaam tijdens de training. Spieren worden sterker doorbloed, terwijl de doorbloeding van andere organen, zoals het spijsverteringsstelsel, verminderd kan zijn. Deze veranderingen kunnen de bioavailability, dat wil zeggen de hoeveelheid van een stof die daadwerkelijk beschikbaar is in het lichaam, beïnvloeden. De aard en intensiteit van de lichamelijke activiteit zijn hierbij cruciaal. Intensieve training kan bijvoorbeeld leiden tot een verhoogde clearance, dat wil zeggen de uitscheiding van stoffen [s42]. Dit kan bijzonder relevant zijn wanneer medicijnen met een smal therapeutisch venster worden ingenomen, aangezien de plasmakoncentratie en daarmee de effectiviteit door lichamelijke activiteit beïnvloed kan worden. Op de lange termijn leidt regelmatige training tot verdere aanpassingen van het metabolisme. Het aantal en de activiteit van de mitochondriën, de krachtcentrales van de cellen, neemt toe. Hierdoor stijgt het vermogen van het lichaam om energie te produceren en te gebruiken. Ook de spiermassa zelf beïnvloedt het metabolisme. Spierweefsel verbrandt in rust meer calorieën dan vetweefsel, wat leidt tot een over het algemeen hogere basale stofwisseling. Een verhoogde basale stofwisseling betekent dat het lichaam ook in rust meer energie verbruikt. De combinatie van verhoogde enzymactiviteit, verbeterde insulinegevoeligheid, verhoogde mitochondriale activiteit en verhoogde spiermassa draagt bij aan een langdurige stimulatie van het metabolisme, dat ook buiten de trainingseisen efficiënter werkt. Dit positieve effect op het metabolisme is een belangrijke factor voor gewichtsbeheersing, algemene gezondheid en welzijn.

Goed om te weten

Bioavailability

De bioavailability van voedingsstoffen uit plantaardige bronnen is een belangrijk aspect van een vegetarische metabolismekuur. Beweging kan de doorbloeding en daarmee de opname van voedingsstoffen verbeteren.

Farmacokinetiek

De farmacokinetiek kan relevant zijn in een vegetarische metabolismekuur wanneer plantaardige supplementen worden ingenomen. Beweging kan de opname en benutting van deze stoffen beïnvloeden.

Insulinegevoeligheid

Een verbeterde insulinegevoeligheid is cruciaal voor het succes van een vegetarische metabolismekuur. Het helpt om de bloedsuikerspiegel stabiel te houden en hunkeringen te vermijden, wat gewichtsbeheersing vergemakkelijkt.

Mitochondriën

Het aantal en de activiteit van de mitochondriën, de krachtcentrales van de cellen, worden verhoogd door beweging. Een hogere mitochondriale activiteit verbetert de energieproductie uit plantaardige voedingsmiddelen en ondersteunt gewichtsverlies bij een vegetarische metabolismekuur.

Nabeureneffect

Het nabeureneffect, ook bekend als EPOC (Excess Post-exercise Oxygen Consumption), is bijzonder belangrijk in een vegetarische metabolismekuur, omdat het de vetverbranding ook na de training verhoogt en zo het gewichtsverlies ondersteunt.

Calorieverbruik van stofwisseling-stimulerende oefeningen

Calorieverbranding per oefening (ongeveer voor een persoon van 70 kg)

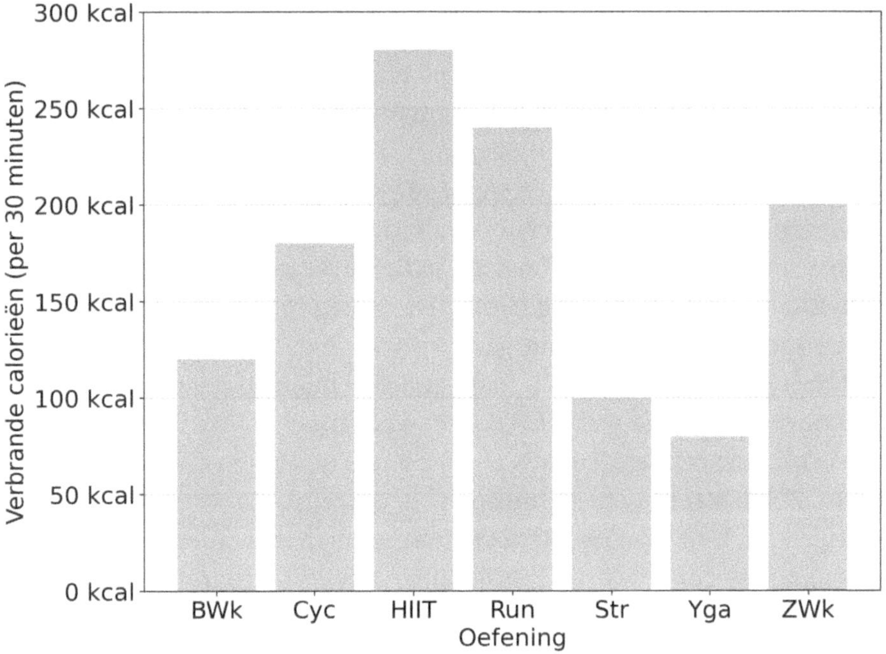

BWk: Snelwandelen

Cyc: Fietsen (19 km/u)

HIIT: High-Intensity Interval Training

Run: Hardlopen (10 km/u)

Str: Krachttraining

Yga: Yoga

ZWk: Zumba/Aerobics

Activiteiten met hoge intensiteit, zoals HIIT en hardlopen, verbranden de meeste calorieën in korte tijd. Oefeningen met gemiddelde intensiteit, zoals snelwandelen en fietsen, zijn langer vol te houden en dragen aanzienlijk bij aan het calorieverbruik. Krachttraining verbrandt tijdens de training zelf niet zoveel calorieën, maar helpt bij het opbouwen van spiermassa, waardoor de stofwisseling in rusttoestand toeneemt, wat leidt tot meer calorieënverbranding in de loop van de tijd.

Activiteitenplanning

Activiteitenplanning in het kader van een vegetarische stofwisselingskuur integreert beweging strategisch in het dagelijks leven om de effecten van de voedingsverandering te maximaliseren. Een gestructureerde aanpak helpt om de richtlijnen van het bewegingsconcept blijvend toe te passen. Daarbij is het belangrijk om verschillende vormen van activiteit in de dagelijkse routine in te bedden, vergelijkbaar met de aanbevelingen voor jongeren, die minstens 60 minuten dagelijkse beweging, verdeeld in aerobe eenheden en spier- en botversterkende oefeningen, vereisen [s43]. Deze aanbeveling kan, aangepast aan de individuele omstandigheden, ook op volwassenen worden toegepast. De integratie van beweging in dagelijkse routines, of het nu gaat om wandelen, tuinieren of traplopen, verhoogt het energieverbruik naast gerichte trainingseenheden. Dit extra energieverbruik, ook wel NEAT (Non-Exercise Activity Thermogenesis) genoemd, kan volgens studies variëren tussen 150 en 500 kcal per dag [s44]. Zelfs kleine veranderingen in de dagelijkse routine kunnen zich ophopen tot een aanzienlijk totaal. Bovendien bevorderen regelmatige bewegingspauzes, in tegenstelling tot langdurig zitten, de stofwisselingsactiviteit en het algemene welzijn [s45]. Vooral in de context van een stofwisselingskuur, die gericht is op het optimaliseren van stofwisselingsprocessen, krijgen deze dagelijkse vormen van beweging meer betekenis. Voor een succesvolle activiteitenplanning is de verdeling van de bewegingseenheden over de week cruciaal [s46] [s45]. In plaats van enkele lange trainingseenheden in te plannen, kunnen ook kortere eenheden van 10 tot 15 minuten effectief zijn en gemakkelijker in het dagelijks leven worden geïntegreerd. Dit vergemakkelijkt de gewenning, vooral voor ongetrainden, die zich langzaam aan het aanbevolen activiteitsniveau moeten aanpassen [s46]. Drie keer per week 15 minuten snel wandelen en twee keer per week 20 minuten krachttraining zijn al voldoende om positieve effecten op de stofwisseling en de algemene gezondheid te bereiken. Een dergelijke planning houdt rekening met de aanbevelingen om minstens 150 minuten gematigde beweging en twee keer per week spierversterking in de weekplanning op te nemen [s46] [s45]. De opzet van de trainingseenheden moet volgens het FITTE-principe plaatsvinden, dat rekening houdt met de factoren frequentie, intensiteit, tijd, type activiteit en plezier (Engels: Enjoyment) [s44]. Dit principe maakt een individuele aanpassing van het trainingsplan aan de persoonlijke behoeften en voorkeuren mogelijk. De keuze van activiteiten die plezierig zijn, verhoogt de motivatie en bevordert de langdurige integratie van beweging in het dagelijks leven. Gezamenlijke activiteiten met vrienden of familie bieden extra sociale ondersteuning en verhogen het plezier [s46] [s43]. Hierdoor wordt de kans vergroot dat het bewegingsprogramma blijvend wordt volgehouden en de positieve effecten op de stofwisseling op lange termijn worden benut. Bovendien kan het beperken van schermtijd, vooral bij jongeren, ruimte creëren voor meer beweging [s43]. De activiteitenplanning binnen een vegetarische stofwisselingskuur is dus een veelzijdig proces dat zowel gestructureerde trainingseenheden als de integratie van beweging in het dagelijks leven omvat. Een doordachte planning die rekening houdt met individuele behoeften, voorkeuren en de aanbevelingen van gezondheidsorganisaties maximaliseert het succes van de stofwisselingskuur en bevordert op lange termijn de gezondheid.

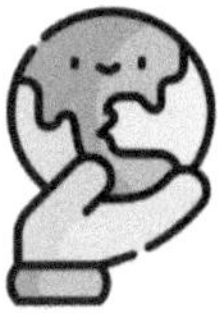

Goed om te weten

Aerobe eenheden

Aerobe eenheden, zoals joggen, zwemmen of fietsen, verbeteren de uithoudingsvermogen en bevorderen de vetverbranding. In combinatie met de vegetarische voeding van de stofwisselingskuur dragen ze bij aan een calorietekort en ondersteunen zo het gewichtsverlies.

FITTE-principe

Het FITTE-principe (Frequentie, Intensiteit, Tijd, Type, Plezier) biedt een kader voor de individuele trainingsplanning. Bij een vegetarische stofwisselingskuur helpt het om de beweging aan te passen aan de persoonlijke behoeften en de vegetarische voedingswijze, om de stofwisseling optimaal te ondersteunen en tegelijkertijd de motivatie hoog te houden.

Krachttraining

Krachttraining bevordert de spieropbouw. Meer spiermassa verhoogt de basale stofwisseling en leidt tot een hoger calorieverbruik, zelfs in rust. Dit is vooral belangrijk in het kader van een vegetarische stofwisselingskuur om de stofwisseling te stimuleren en het bereikte gewicht op lange termijn vast te houden.

Activiteitsniveau gedurende de dag (vegetarisch metabolisme)

Illustreert typische activiteitenniveaus gedurende een dag met een vegetarisch dieet.

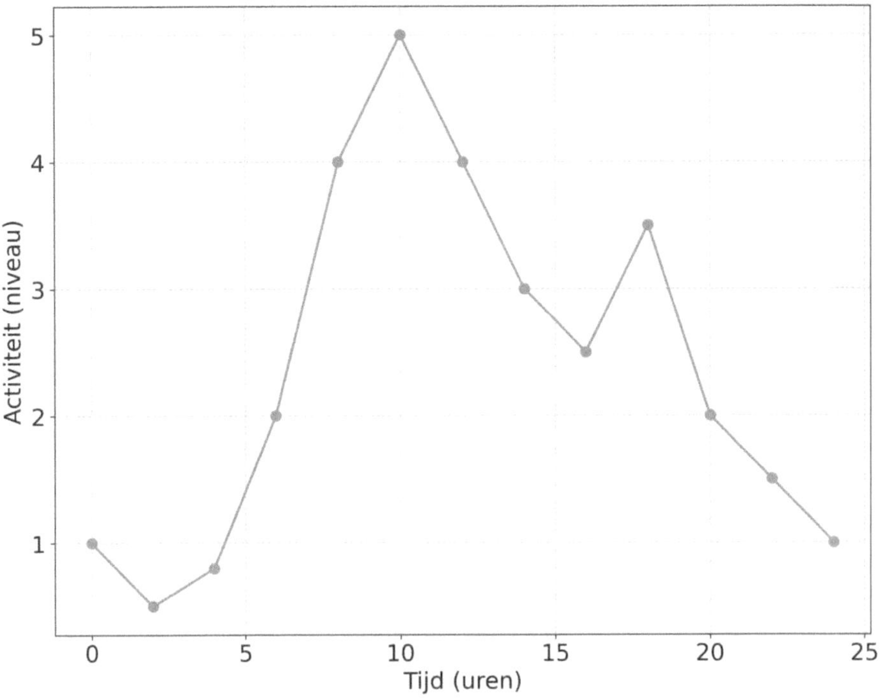

Activiteitenniveaus pieken in de late ochtend en vroege middag, met een andere kleinere piek in de vroege avond, wat duidt op periodes van hoger calorieverbruik. De lagere niveaus 's nachts en tijdens de late avond weerspiegelen rust en verminderde metabolische eisen.

Herstelperiodes

Herstelperiodes zijn essentieel voor het succes van een vegetarische stofwisselingskuur en de algemene lichamelijke gezondheid. Ze stellen het lichaam in staat om te herstellen van de belasting van de training en de aanpassingen die door beweging zijn bereikt, te consolideren. Verschillende processen spelen hierbij een rol, waaronder het aanvullen van de energiereserves, het herstellen van microletsels in de spieren en de aanpassing van het hormoonsysteem. Onvoldoende herstel kan leiden tot overtraining, blessures en verminderde trainingsresultaten. Een belangrijk aspect van herstel is de inname van voedingsstoffen. Na de training heeft het lichaam eiwitten nodig voor de spieropbouw en koolhydraten om de glycogeenvoorraden in spieren en lever weer aan te vullen. In het kader van een vegetarische stofwisselingskuur bieden voedingsmiddelen zoals peulvruchten, quinoa, tofu en noten een ideale combinatie van eiwitten en koolhydraten. Een post-workout-shake met plantaardig eiwitpoeder en banaan kan het herstel verder ondersteunen. Naast voeding speelt slaap een centrale rol in het herstelproces. Tijdens de slaap scheidt het lichaam groeihormonen af, die belangrijk zijn voor spierherstel en celgroei. Bovendien normaliseert het hormoonhuishouding en wordt het immuunsysteem versterkt. Voldoende slaap – idealiter zeven tot acht uur per nacht – is daarom onmisbaar voor optimaal herstel. Wie moeite heeft met in slaap vallen, kan gebruikmaken van ontspanningstechnieken zoals meditatie of autogene training. Passieve herstelmaatregelen zoals massages, rek- en strekoefeningen en saunabezoeken kunnen ook bijdragen aan het herstel. Massages ontspannen de spieren en bevorderen de doorbloeding, terwijl rek- en strekoefeningen de flexibiliteit verbeteren en spierpijn helpen voorkomen. Saunabezoeken hebben een ontspannend effect en kunnen het herstel verder ondersteunen. Actief herstel, zoals lichte beweging zoals wandelen of fietsen, bevordert de doorbloeding en de afvoer van stofwisselingsproducten uit de spieren. De optimale duur van de herstelperiode hangt af van verschillende factoren, waaronder de intensiteit en duur van de training, de trainingsstatus en de individuele behoeften. Als vuistregel geldt: hoe intensiever de training, hoe langer de herstelperiode zou moeten zijn. Tekenen van onvoldoende herstel zijn aanhoudende vermoeidheid, spierpijn, prestatieverlies en een verhoogde vatbaarheid voor infecties. In dergelijke gevallen moet de trainingsintensiteit worden verlaagd en de herstelperiode worden verlengd. Een trainingsdagboek kan helpen om de individuele behoeften te bepalen en de herstelperiodes dienovereenkomstig aan te passen. Noteer daarin de soort, duur en intensiteit van de training, evenals uw subjectieve gevoel. Zo kunt u patronen herkennen en uw training optimaliseren. Binnen een vegetarische stofwisselingskuur is de herstelperiode nauw verbonden met de voeding. Een voldoende inname van mikronaehrstoffen zoals vitamines en mineralen is essentieel voor de optimale werking van de stofwisseling en de herstelprocessen. Een gevarieerde voeding met veel fruit, groenten, volkorenproducten en peulvruchten zorgt voor de aanvoer van deze belangrijke voedingsstoffen. Aanvullend kunnen gerichte voedingssupplementen worden ingezet om eventuele tekorten aan te vullen. Vooral belangrijk zijn bijvoorbeeld vitamine B12, ijzer en zink, die bij een vegetarisch dieet soms moeilijker te verkrijgen zijn. Regelmatige controle van de bloedwaarden kan helpen om de behoefte aan micronutriënten te bepalen en de supplementatie dienovereenkomstig aan te passen. De integratie van herstelperiodes in de activiteitenplanning is dus een belangrijk onderdeel van een succesvolle vegetarische stofwisselingskuur. Door een combinatie van voldoende inname van voedingsstoffen, voldoende slaap, passieve en actieve herstelmaatregelen, evenals een individuele aanpassing van de trainingsintensiteit en -duur, kan het lichaam optimaal herstellen en de positieve effecten van de training worden gemaximaliseerd. Een zorgvuldige omgang met het eigen lichaam en het herkennen van signalen van overbelasting zijn daarbij cruciaal om op lange termijn gezond en prestatiegericht te blijven. Vergelijk uw huidige herstelbenadering met die van een topsporter: ook hier wordt herstel als

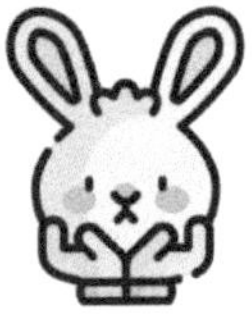

gelijkwaardig aan training beschouwd en zorgvuldig gepland. Deze benadering, aangepast aan de individuele behoeften, kan ook u helpen uw doelen te bereiken en uw gezondheid te bevorderen.

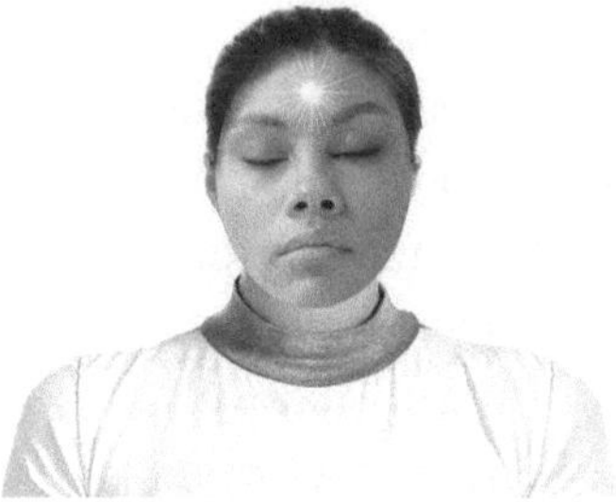

Meditatie [i17]

Goed om te weten

Autogene training

Autogene training is een ontspanningstechniek die door zelfbeïnvloeding lichamelijke en geestelijke ontspanning oproept. Het kan helpen om slaapproblemen op te lossen en zo het herstel tijdens de stofwisselingskuur te bevorderen.

Microletsels

Microletsels in de spieren ontstaan door de belasting tijdens de training. Een voldoende eiwitinname via plantaardige bronnen zoals tofu, linzen of tempeh is belangrijk voor het herstel van deze microletsels en de spieropbouw tijdens de stofwisselingskuur.

Post-Workout-Shake

Een post-workout-shake is een drankje dat na de training wordt geconsumeerd om het herstel te bevorderen. Bij een vegetarische stofwisselingskuur kan deze shake bestaan uit plantaardig eiwitpoeder, fruit en groenten om de spieren van belangrijke voedingsstoffen te voorzien.

Voedingssupplementen

Voedingssupplementen kunnen helpen bij een vegetarische stofwisselingskuur om mogelijke voedingsstoftekorten aan te vullen en het herstel te optimaliseren. Ze moeten echter gericht en in overleg met een arts of diëtist worden gebruikt.

Verdeling Herstelfase

Verdeling van de tijd besteed aan verschillende herstelfasen.

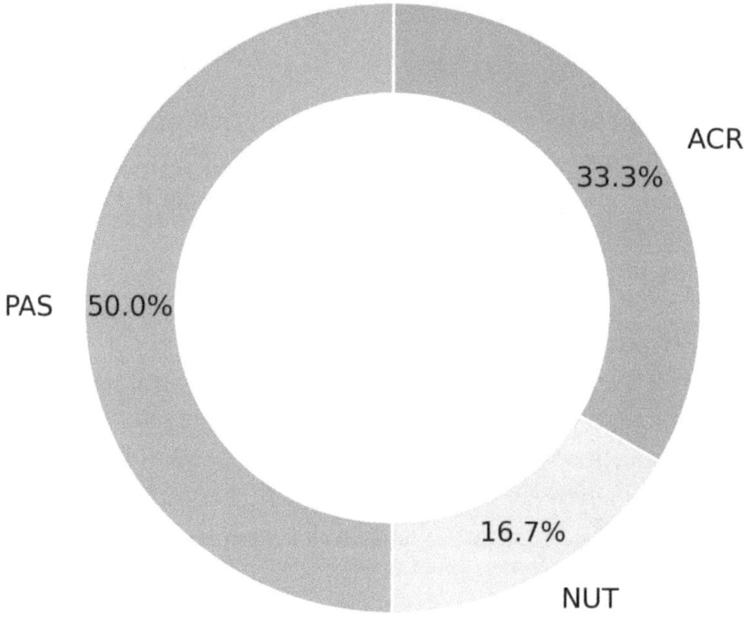

- ACR: Actief Herstel (Lichte Beweging)
- NUT: Voedingstiming (Post-workout voeding)
- PAS: Passief Herstel (Slaap)

De visualisatie benadrukt het belang van passief herstel, wat suggereert dat het een cruciale rol speelt in dit vegetarische metabolische programma. Actief herstel en voedingstiming dragen ook bij, zij het in mindere mate, wat duidt op een evenwichtige benadering van herstel die verschillende strategieën omvat.

Concrete adviezen

- Verbind dagelijkse routes met korte, intensieve bewegingssessies. Neem bijvoorbeeld twee treden tegelijk of loop snel korte afstanden.
- Gebruik de lunchpauze voor een wandeling in de natuur en laat je smartphone op kantoor.
- Stel een vast bewegingsritme in door bijvoorbeeld elke 90 minuten vijf minuten op te staan en te bewegen.
- Verander huishoudelijke taken in een kleine workout: schoonmaken, stofzuigen en tuinieren bieden onverwachte bewegingsmogelijkheden.
- Zet je wekker vijf minuten eerder en begin de dag met een kort mobiliteitsprogramma of rek- en strekoefeningen.
- Integreer speelse beweging in je dagelijks leven, bijvoorbeeld door met je kinderen te verstoppertje te spelen of te dansen.
- Verken je omgeving te voet of met de fiets en ontdek nieuwe paden en plekken.
- Maak afspraken met vrienden voor sportieve activiteiten in plaats van koffie drinken, bijvoorbeeld voor een wandeling of fietstocht.
- Gebruik het openbaar vervoer en loop de rest van de afstand, om je dagelijkse stapcount te verhogen.
- Bouw kleine bewegingsuitdagingen in je dagelijks leven in, zoals elke dag een nieuwe oefening leren of een bepaald aantal trappen beklimmen.
- Draag een stappenteller en stel dagelijkse of wekelijkse stappendoelen om je motivatie te verhogen.
- Reflecteer regelmatig op je bewegingsconcept en pas het aan je behoeften en voortgang aan.
- Vier je bewegingssuccessen en beloon jezelf voor behaalde doelen, om je motivatie op de lange termijn te behouden.

Terugblik - 2. Praktische uitvoering

"De praktische uitvoering van een vegetarische stofwisselingskuur vereist een goed doordachte voorbereiding en continue aanpassing aan uw individuele behoeften. Een centraal aspect is de inrichting van uw keuken en de aanschaf van de benodigde keukengerei. Denk na over welke apparaten u daadwerkelijk nodig heeft om uw maaltijden efficiënt en met plezier te bereiden. Een krachtige blender is bijvoorbeeld nuttig voor smoothies en soepen, terwijl verschillende snijplanken de bereiding vergemakkelijken en smaakoverdracht voorkomen. Hoogwaardige bewaardozen zijn essentieel voor het opslaan van voorgekookte maaltijden en maken tijdsbesparend meal-prepping mogelijk. Let bij de aanschaf op kwaliteit en duurzaamheid, zodat u op lange termijn van uw investering profiteert. Begin klein en breid uw keukenuitrusting aan de hand van uw behoeften uit. Zo voorkomt u onnodige uitgaven en ontdekt u welke keukengerei voor u persoonlijk de grootste meerwaarde biedt.

Even belangrijk is een strategische planning van uw aankopen. Maak een gedetailleerde boodschappenlijst op basis van uw geplande maaltijden. Categoriseer de voedingsmiddelen om het winkelen te vergemakkelijken en onnodige dubbele aankopen te vermijden.

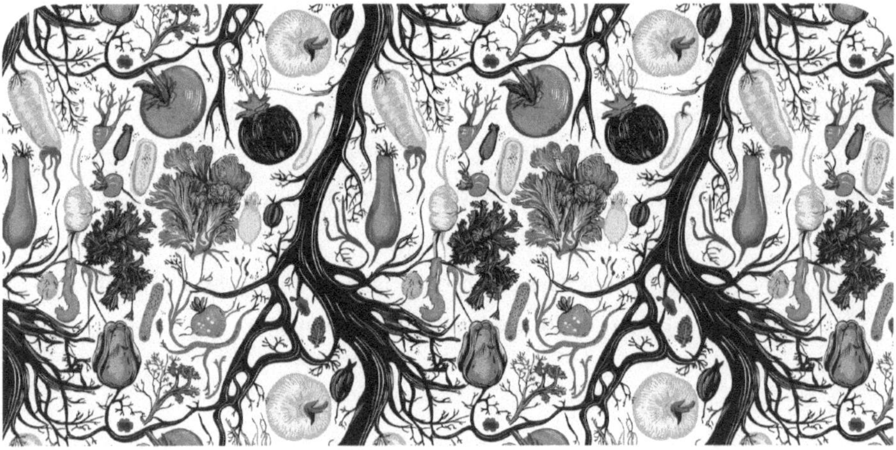

3. Voedingsplan

Hoe kunnen we onze stofwisseling optimaal ondersteunen zonder afhankelijk te zijn van dierlijke producten? De juiste samenstelling van de maaltijden speelt daarbij een cruciale rol - van de eerste kop thee in de ochtend tot de laatste hap in de avond. Een doordacht voedingsplan vormt de basis voor het succes van de vegetarische stofwisselingskuur en maakt het opgeven van dierlijke eiwitten kinderspel. De volgende pagina's laten u zien hoe u uw dagelijkse voeding stap voor stap kunt optimaliseren en daarbij maximale resultaten kunt behalen.

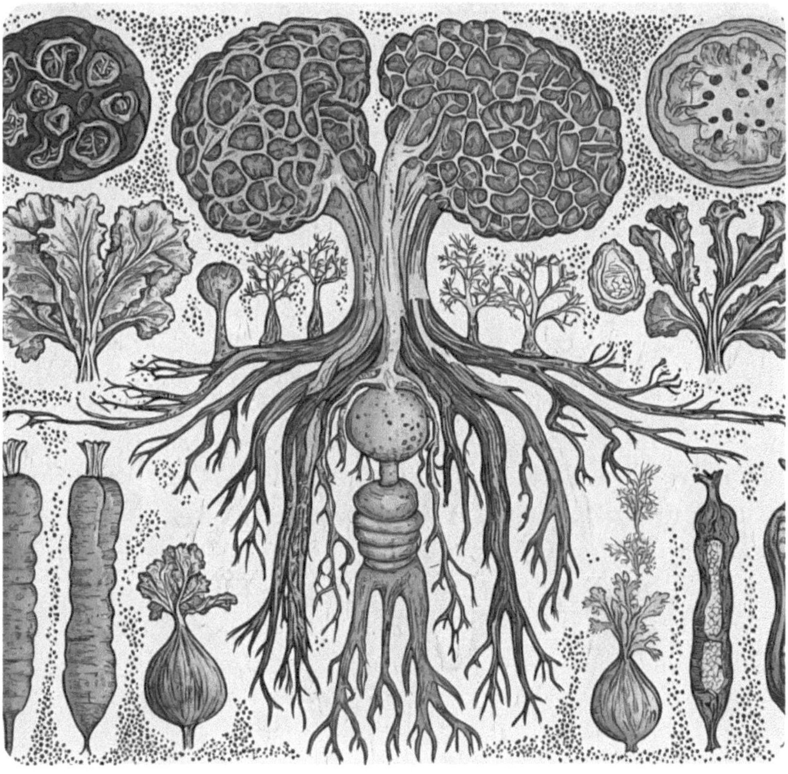

3. 1 Hoofdmaaltijden

Hoofdmaaltijden vormen de basis van een succesvolle vegetarische stofwisselingskuur zonder HCG. De juiste keuze en combinatie van voedingsmiddelen op elk moment van de dag beïnvloeden de stofwisseling, het verzadigingsgevoel en de energievoorziening. Daarbij is het belangrijk specifieke uitdagingen te overwinnen, zoals de optimale calorieverdeling, de voedingsstoffenvoorziening en het voorkomen van hunkeringen. Ontbijt, lunch en diner bieden elk verschillende mogelijkheden om de stofwisseling te stimuleren en tegelijkertijd het lichaam van alle noodzakelijke voedingsstoffen te voorzien. De juiste samenstelling van de maaltijden is niet alleen bepalend voor het succes van de kuur, maar ook voor het algemene welzijn. Ontdek nu hoe u uw hoofdmaaltijden optimaal kunt inrichten en zo uw stofwisselingskuur effectief en met plezier kunt uitvoeren.

Een calorie-rijk ontbijt, een volwaardig lunch en een lichte avondmaaltijd – deze combinatie optimaliseert de calorieverdeling over de dag en ondersteunt de stofwisseling in het kader van een vegetarische stofwisselingskuur.

Ontbijtvariaties

Een gevarieerd ontbijt binnen een vegetarische stofwisselingskuur zonder HCG biedt veel mogelijkheden om de dag energiek en gezond te beginnen, zonder in te boeten op genot. De focus ligt op natuurlijke, onbewerkte voedingsmiddelen die de stofwisseling stimuleren en langdurig verzadigen. Daarbij is de juiste calorieverdeling over de dag cruciaal voor het succes van de kuur. Een calorierijk ontbijt in vergelijking met de andere maaltijden kan in combinatie met nachtelijk vasten bijdragen aan het voorkomen van overgewicht [s47]. Het overslaan van het ontbijt daarentegen verhoogt het risico op gewichtstoename [s47]. Om de stofwisseling optimaal te ondersteunen, moet het ontbijt een combinatie van complexe koolhydraten, plantaardige eiwitten en gezonde vetten bevatten. Complexe koolhydraten, zoals die in volkorenbrood, havermout of zilvervliesrijst, leveren langdurige energie en voorkomen hongeraanvallen. Plantaardige eiwitten, bijvoorbeeld uit peulvruchten, tofu, noten of zaden, dragen bij aan de opbouw en het behoud van spieren en bevorderen ook de verzadiging. Gezonde vetten, zoals die uit avocado, noten, lijnzaad of olijfolie, zijn belangrijk voor de hormoonproductie en de opname van vetoplosbare vitamines. Variaties in het ontbijt kunnen worden bereikt door de combinatie van verschillende voedselgroepen en bereidingswijzen. 's Ochtends een porridge met havermout, bessen, noten en lijnzaad te bereiden, biedt

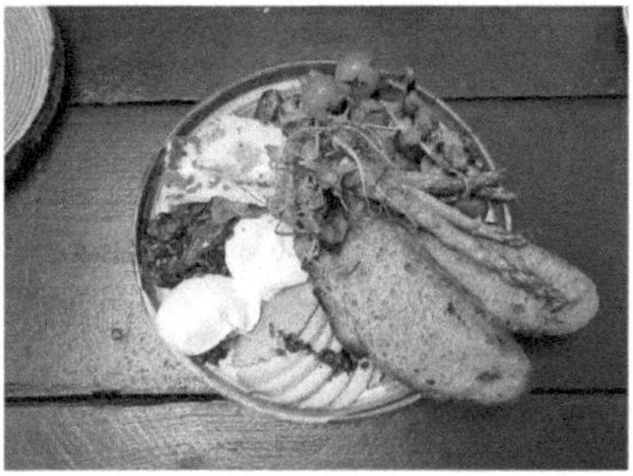

Avocado [i18]

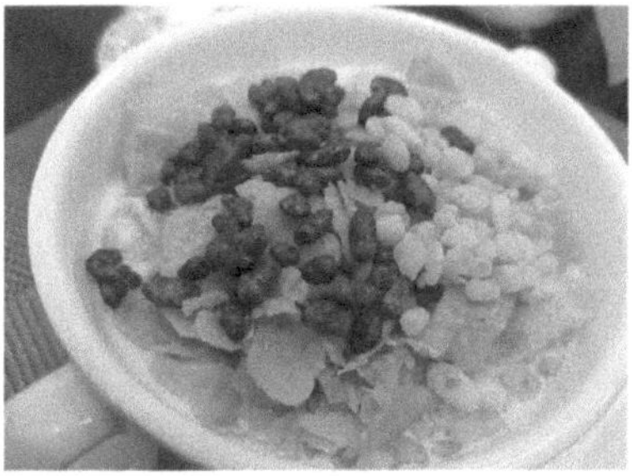

Havermout [i19]

een voedzame en verzadigende maaltijd die tegelijkertijd de stofwisseling stimuleert. Alternatief kan een volkorenbrood met avocado, tomaten en kiemen een heerlijke en voedzame optie zijn. Ook smoothies van fruit, groenten, noten en zaden bieden een snelle en gemakkelijke manier om een gezond en gevarieerd ontbijt te genieten. Door de ingrediënten te variëren en seizoensgebonden producten te gebruiken, kan het ontbijt steeds opnieuw worden vormgegeven en aangepast aan de individuele behoeften. De verdeling van de calorieën over de dag speelt, zoals eerder vermeld, een cruciale rol in de stofwisselingskuur [s47]. Door het grootste deel van de calorieën 's ochtends te consumeren, benut je de natuurlijke energie van het lichaam optimaal en voorkom je hongeraanvallen gedurende de dag. Het nachtelijk vasten, dat wil zeggen een eetpauze van minimaal 12 uur tussen het avondeten en het ontbijt, ondersteunt bovendien de stofwisselingsprocessen en kan de calorie-inname reguleren [s47]. Deze combinatie van een calorierijk ontbijt en nachtelijk vasten kan dus een positief effect op het gewicht hebben. Om de vegetarische stofwisselingskuur optimaal uit te voeren, is het raadzaam om verschillende ontbijtvarianten uit te proberen en degene te vinden die het beste aansluit bij de individuele voorkeuren en behoeften. Een gevarieerd ontbijt zorgt niet alleen voor een voldoende inname van voedingsstoffen en een actieve stofwisseling, maar helpt ook om de motivatie en het plezier in de voedingsverandering op lange termijn te behouden. Een evenwichtige voeding in combinatie met voldoende beweging en voldoende slaap vormt de basis voor een gezonde levensstijl en kan het welzijn verhogen. Wie bijvoorbeeld 's ochtends een muesli met sojayoghurt, fruit en noten eet en 's avonds koolhydraten vermijdt, kan de principes van de stofwisselingskuur praktisch toepassen.

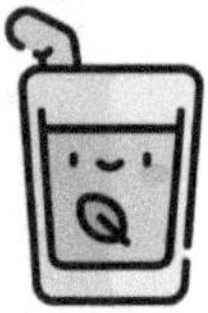

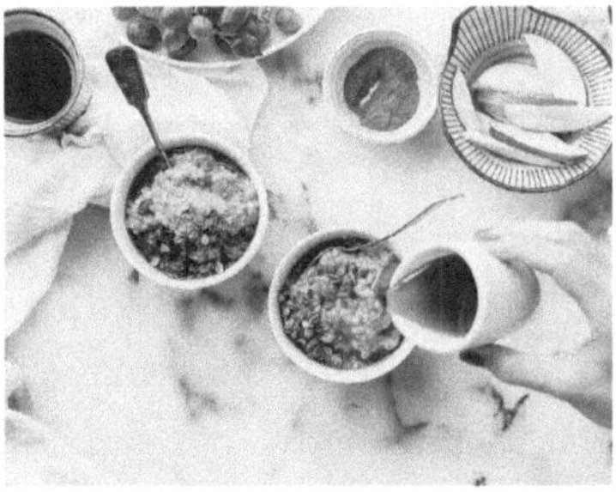

Pap [i20]

Goed om te weten

Calorieverdeling

Bij een vegetarische stofwisselingskuur speelt de calorieverdeling over de dag een belangrijke rol. Een calorierijk ontbijt kan, vooral in combinatie met intervalvasten, de stofwisseling stimuleren en hongeraanvallen voorkomen.

Complexe Koolhydraten

Koolhydraten die in het lichaam langzamer worden afgebroken en daardoor zorgen voor een langdurige energievoorziening. Ze zijn belangrijk voor een aanhoudend verzadigingsgevoel en voorkomen honger.

Gezonde Vetten

Vetten die belangrijk zijn voor de hormoonproductie en de opname van vitamines. Goede plantaardige bronnen zijn avocado, noten, lijnzaad en olijfolie.

Nachtelijk Vasten

Een eetpauze van minimaal 12 uur tussen het avondeten en het ontbijt. Het kan de stofwisseling ondersteunen en de vetverbranding bevorderen.

Plantaardige Eiwitten

Eiwitten uit plantaardige bronnen zoals peulvruchten, tofu, noten en zaden. Ze zijn essentieel voor de opbouw en het behoud van spieren en dragen ook bij aan de verzadiging.

Macronutriëntenverhouding Voor Een Vegetarisch Metabolisch Ontbijt

Ideale macronutriëntenverdeling voor een vegetarisch metabolisch ontbijt.

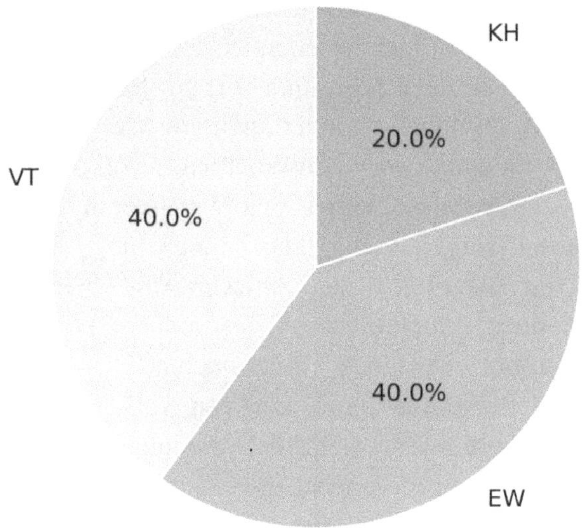

- EW: Eiwitten (bijv. Tofu Scramble, Griekse Yoghurt)
- KH: Koolhydraten (bijv. Bessen, Groenten Met Lage Glycemische Index)
- VT: Vetten (bijv. Avocado, Noten, Zaden)

Deze grafiek benadrukt het belang van eiwitten en gezonde vetten in een vegetarisch metabolisch ontbijt, terwijl koolhydraten worden geminimaliseerd om metabolische optimalisatie te ondersteunen. Het hogere eiwitgehalte helpt de verzadiging te behouden en spiermassa te behouden, terwijl gezonde vetten zorgen voor langdurige energie. Het lagere koolhydraatgehalte helpt de bloedsuikerspiegel te reguleren en ondersteunt vetverbranding.

Lunchgerechten

Lunchgerechten spelen een belangrijke rol in de vegetarische stofwisselingskuur zonder HCG voor de energie- en voedingsstoffenvoorziening gedurende de dag. Om de stofwisseling te stimuleren en een langdurig verzadigingsgevoel te bereiken, is een combinatie van voedingsrijke, plantaardige voedingsmiddelen aan te raden. Een volwaardige maaltijd die het lichaam van voldoende energie voorziet, kan de spontane opname van extra calorieën verminderen en het verzadigingsgevoel verhogen [s48]. Zo kunnen hongerbuien in de namiddag worden voorkomen. Een menu van peulvruchten, volkorenproducten en groenten levert waardevolle eiwitten, complexe koolhydraten en vezels. Deze combinatie zorgt voor een langzame en gelijkmatige energievrijgave en bevordert de spijsvertering. Groenten leveren belangrijke vitamines, mineralen en sekundaere_pflanzenstoffe, die essentieel zijn voor een goed functionerende stofwisseling. Een voorbeeld van een dergelijke lunch zou een volkorenpasta-salade met kikkererwten, gegrilde groenten zoals paprika en courgette, verfijnd met een dressing van olijfolie en verse kruiden zijn. Door de slimme combinatie van voedingsmiddelen kan niet alleen de stofwisseling worden geoptimaliseerd, maar ook de milieubelasting worden verminderd, bijvoorbeeld door het gebruik van peulvruchten en het vermijden van rood vlees [s49]. Wie 's middags in de kantine eet, moet de aangeboden gerechten kritisch beoordelen en indien nodig aanvullen met bijsalades of extra porties groenten [s50].

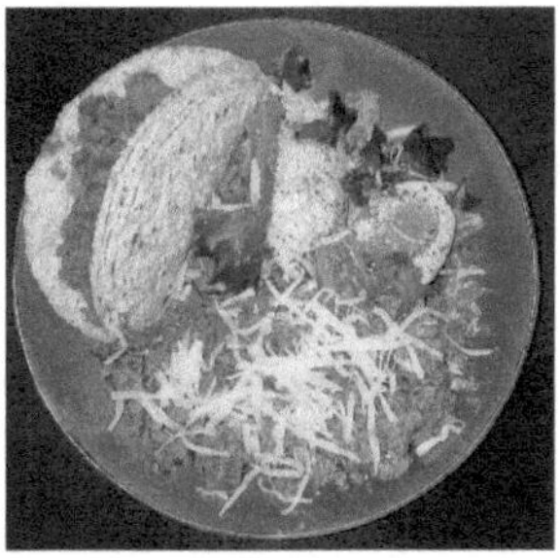

Groenten [i21]

Goed om te weten

Verzadigingsgevoel
Een voldoende verzadigingsgevoel bij de hoofdmaaltijden helpt om honger en ongecontroleerde tussendoortjes tijdens de stofwisselingskuur te vermijden.

Volkorenproducten
Volkorenproducten leveren complexe koolhydraten die zorgen voor een langdurige energievoorziening en de bloedsuikerspiegel stabiel houden, wat belangrijk is voor een succesvolle stofwisselingskuur.

Avondmaaltijden

Het avondeten binnen de vegetarische stofwisselingskuur zonder HCG moet licht en toch vullend zijn, om de nachtelijke stofwisseling niet te belasten en de regeneratie van het lichaam te bevorderen. De samenstelling van de avondmaaltijd beïnvloedt de naehrstoffaufnahme en kan zo de algehele voedingskwaliteit beïnvloeden [s51]. De focus ligt ook hier op natuurlijke, onbewerkte voedingsmiddelen met een hoog aandeel plantaardige eiwitten en vezels, maar met een verlaagd aandeel koolhydraten in vergelijking met het ontbijt. Vezelrijke voedingsmiddelen zoals groenten (onder andere broccoli, spinazie, bloemkool) en peulvruchten (linzen, kikkererwten) zorgen voor een langdurig verzadigd gevoel en ondersteunen de spijsvertering. Plantaardige eiwitten, bijvoorbeeld uit tofu, tempeh of quinoa, dragen bij aan het behoud van spieren en bevorderen ook de verzadiging. Gezonde vetten met mate, bijvoorbeeld uit avocado of noten, ronden de maaltijd af en leveren belangrijke vetzuren. Een mogelijke avondmaaltijd zou kunnen bestaan uit een grote salade met gebakken tofu, verschillende groenten en een dressing van olijfolie en citroensap. Het tijdstip van het avondeten is ook relevant [s51]. Een vroeg avondmaal, idealiter minstens drie uur voor het slapengaan, geeft het lichaam voldoende tijd voor de spijsvertering en kan de slaapkwaliteit positief beïnvloeden. Wie bijvoorbeeld de dag begint met een overvloedige muesli en 's middags geniet van een volwaardig gerecht met peulvruchten en volkorenproducten, kan 's avonds kiezen voor een lichtere maaltijd om de calorieverdeling over de dag te optimaliseren en de stofwisseling te ondersteunen. Daarbij moet worden opgemerkt dat de avondmaaltijd een significante bijdrage levert aan de totale voedingsstoffenopname [s51], waardoor een voldoende aanvoer van essentiële voedingsstoffen gewaarborgd moet zijn. De avondmaaltijd is dus niet alleen de laatste

maaltijd van de dag, maar een belangrijke bouwsteen voor het succes van de vegetarische stofwisselingskuur en het algemene welzijn.

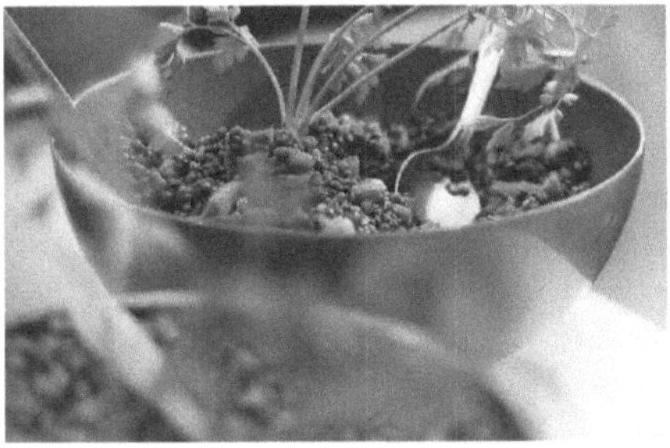

Linzen [i22]

Goed om te weten

Essentiële voedingsstoffen

De avondmaaltijd moet voldoende essentiële voedingsstoffen leveren om aan de behoeften van het lichaam te voldoen en de stofwisselingsprocessen te ondersteunen, ook al is deze lichter dan andere maaltijden.

Regeneratie

Een lichte avondmaaltijd bevordert de nachtelijke regeneratie van het lichaam door de spijsverteringsorganen te ontlasten en het lichaam in staat te stellen zich te concentreren op herstel- en reparatieprocessen.

Samenstelling Vegetarisch Diner

Macronutriëntenverdeling voor een vegetarisch diner.

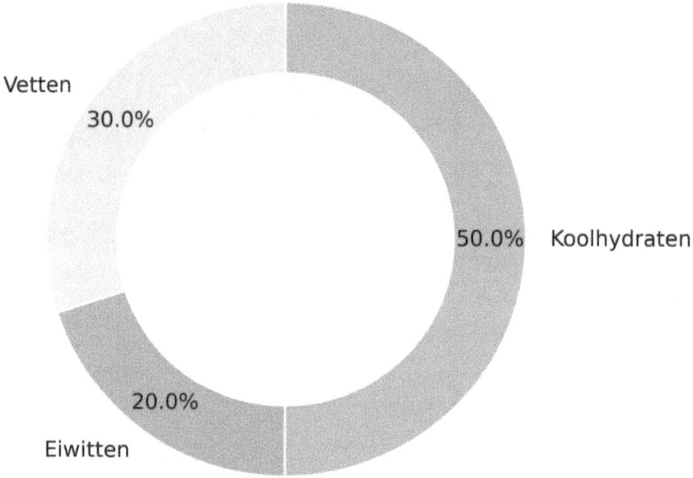

- EW: Eiwitten
- KH: Koolhydraten
- VT: Vetten

Deze grafiek benadrukt het belang van een evenwichtige verdeling van macronutriënten in een vegetarisch diner. Een aanzienlijk deel bestaat uit koolhydraten, voornamelijk uit volkoren granen en groenten, die zorgen voor langdurige energie. Eiwitbronnen zoals peulvruchten, tofu of zuivelproducten dragen bij aan verzadiging en spierherstel. Gezonde vetten, essentieel voor verschillende lichaamsfuncties, worden vertegenwoordigd door een kleiner deel en kunnen worden verkregen uit bronnen zoals noten, zaden en avocado's. Deze balans zorgt voor een voedzame en bevredigende maaltijd.

Concrete adviezen

- Plan uw hoofdmaaltijden zo dat u de grootste portie 's middags geniet.
- Bereid in het weekend een grotere hoeveelheid peulvruchten voor en gebruik deze als basis voor verschillende lunch- en avondmaaltijden.
- Experimenteer met seizoensgebonden groenten en creëer daaruit gevarieerde soepen, stoofschotels of ovenschotels voor uw hoofdmaaltijden.
- Vervang bijgerechten zoals pasta of rijst door gebakken of gestoomde groenten om de voedingsdichtheid van uw maaltijden te verhogen.
- Gebruik voor uw hoofdmaaltijden grote borden en vul deze voor de helft met groenten, voor een kwart met plantaardige eiwitten en voor een kwart met complexe koolhydraten.
- Eet uw hoofdmaaltijden zonder afleidingen zoals televisie of smartphone, om bewuster te eten en verzadigingssignalen beter waar te nemen.
- Koop een nieuw kookboek met vegetarische recepten en laat u inspireren tot nieuwe creaties voor uw hoofdmaaltijden.
- Nodig vrienden of familie uit om samen te koken en te eten en wissel ideeën over gezonde voeding uit.
- Volg een kookcursus voor de vegetarische keuken en breid uw repertoire van gezonde en smakelijke gerechten uit.
- Creëer uw persoonlijke hoofdmaaltijdritueel door bijvoorbeeld de tafel bijzonder mooi te dekken of een kaars aan te steken.
- Maak na de lunch een korte wandeling om de spijsvertering te bevorderen en nieuwe energie op te doen.
- Reflecteer na elke hoofdmaaltijd hoe vol en tevreden u bent en pas de portiegroottes en samenstelling van uw volgende maaltijden dienovereenkomstig aan.

3. 2 Tussendoortjes

"Tussendoortjes spelen een cruciale rol voor het succes van een vegetarisch metabolismeprogramma. Ze helpen om de bloedsuikerspiegel constant te houden, hunkeringen te vermijden en de energievoorziening te waarborgen. Tegelijkertijd vormt de juiste keuze van snacks, vooral voor vegetariërs, een uitdaging om te voldoen aan de behoefte

De juiste samenstelling van de snacks is cruciaal: Voedzame en verzadigende combinaties van complexe koolhydraten, plantaardige eiwitten en vezels helpen om hunkeringen te voorkomen, de bloedsuikerspiegel constant te houden en het gewicht te beheersen.

Ochtendsnacks

Ochtendsnacks helpen om de bloedsuikerspiegel constant te houden en hongeraanvallen te voorkomen. Zo blijft de concentratie behouden en wordt overmatig eten tijdens de lunch vermeden [s52]. Een uitgebalanceerde snack levert belangrijke voedingsstoffen en energie voor de rest van de ochtend. Vooral voor vegetariërs is de juiste keuze belangrijk om in de behoefte aan eiwitten en mikronaehrstoffen te voorzien. Fruit en yoghurt bieden hier een ideale combinatie: het fruit levert vitamines, mineralen en vezels, terwijl de yoghurt plantaardige eiwitten en calcium bijdraagt [s53]. Het hoge water- en vezelgehalte van fruit zorgt bovendien voor een aanhoudend saettigungsgefuehl, wat helpt om de calorie-inname te controleren en het gewicht te beheren [s53]. Een beker (150g) natuur yoghurt met een handvol bessen (100g) en een paar gehakte noten (15g) levert waardevolle voedingsstoffen en houdt tot de lunch verzadigd. Let bij de keuze van de yoghurt op een laag suikergehalte en vermijd gezoete vruchten. De portiegrootte van de snack moet gematigd blijven om de aanbevolen 5-10% van de dagelijkse calorie-inname niet te overschrijden [s52]. Zo kan een ochtend snack effectief in het vegetarische metabolisme dieetplan worden geïntegreerd.

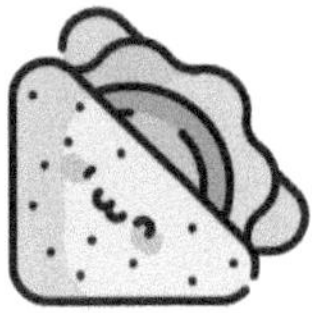

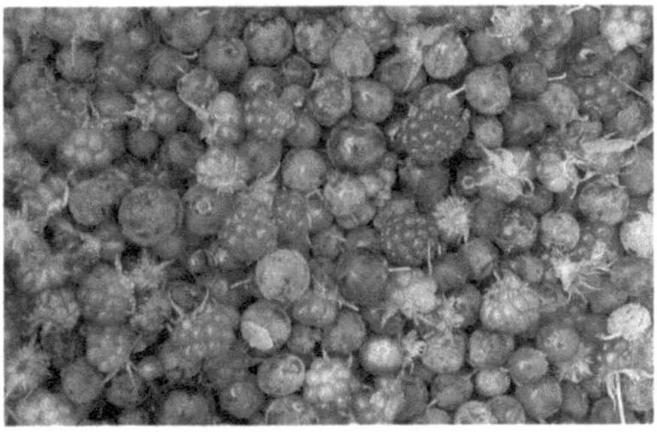

Bessen [i23]

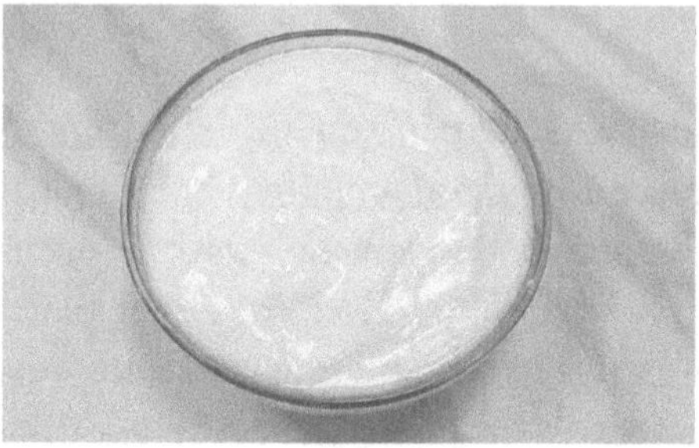

Natuurlijke yoghurt [i24]

Goed om te weten

Bloedsuikerspiegel

De bloedsuikerspiegel geeft de concentratie van glucose in het bloed aan. Een stabiele bloedsuikerspiegel is belangrijk voor de energievoorziening van het lichaam en het algemene welzijn. Bij een vegetarisch metabolisme dieet helpen snacks om de bloedsuikerspiegel constant te houden en zo honger te vermijden.

Calorie-inname

De calorie-inname beschrijft de hoeveelheid energie die een persoon via voedsel opneemt. Bij een metabolisme dieet speelt de controle van de calorie-inname een belangrijke rol bij gewichtsverlies. Met de juiste vegetarische snacks kan de calorie-inname effectief worden beheerd.

Hongeraanvallen

Hongeraanvallen zijn een plotselinge, sterke behoefte aan bepaalde voedingsmiddelen, vaak zoetigheden of sterk bewerkte producten. In het kader van een metabolisme dieet kunnen ze het succes in gevaar brengen. Goed geplande, vegetarische snacks helpen om hongeraanvallen te voorkomen.

Tussendoortjes Halverwege de Ochtend - Calorievergelijking (Vegetarisch Metabolisch Dieet)

Calorie-inhoud van verschillende vegetarische tussendoortjes halverwege de ochtend, geschikt voor een metabolisch dieet.

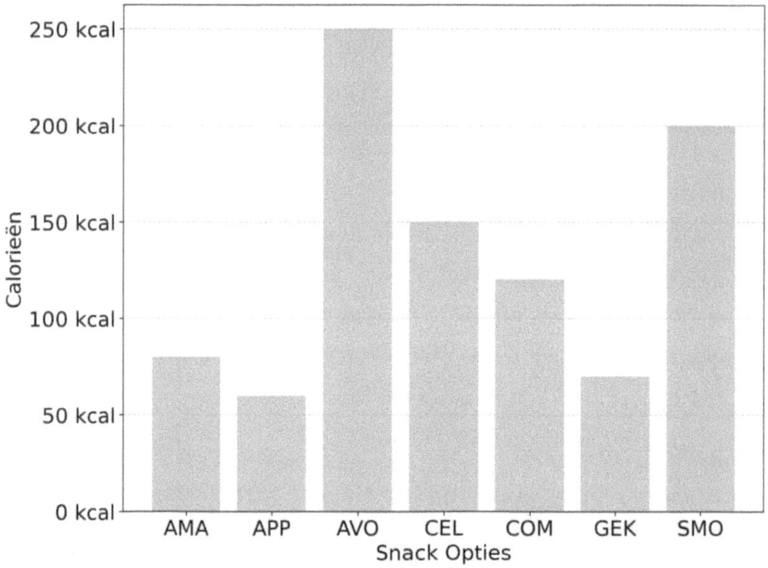

AMA: Amandelen (1/4 kopje)

APP: Appel (klein)

AVO: Avocado Toast (1 sneetje)

CEL: Selderij met Amandelboter (2 stengels)

COM: Komkommer en Hummus (1/2 kopje)

GEK: Hardgekookt Ei

SMO: Eiwit Smoothie (klein)

Deze grafiek benadrukt de calorieverschillen tussen verschillende vegetarische tussendoortjesopties halverwege de ochtend. Laagcalorische opties zoals een handvol amandelen of een kleine appel zijn ideaal om een calorietekort te behouden en toch energie en verzadiging te bieden. Calorierijkere snacks, zoals avocadotoast of een eiwitsmoothie, kunnen strategisch worden opgenomen, vooral na zwaardere activiteit, maar portiecontrole is cruciaal binnen een metabolisch dieetkader.

Middagsnacks

Na de lunch kan het energieniveau dalen, wat kan leiden tot een dip in prestaties en de wens naar zoetigheid. Een goed geplande middagsnack binnen een vegetarisch metabolismeprogramma kan hier soelaas bieden door nieuwe energie te leveren en heisshungerattacken 's avonds te voorkomen. Het draait hierbij om de juiste samenstelling. Snacks met een hoge energiedichtheid, maar een laag voedingsgehalte, zoals vaak in studies waargenomen [s54], moeten worden vermeden. In plaats daarvan is het aan te raden om te kiezen voor eiwitrijke en vezelrijke combinaties. Eiwitten en vezels dragen bewezen bij aan een langer verzadigingsgevoel [s55] [s56]. Noten, die honger en eetlust aantoonbaar verminderen [s57], kunnen hier een waardevolle aanvulling zijn. Een handvol amandelen of walnoten gecombineerd met een portie groentesticks met hummus of een stuk fruit levert zowel belangrijke voedingsstoffen als langdurige energie. Ook de calorie-inname is van belang, die afhankelijk van de snackkeuze tussen 139 en 170 kcal kan liggen [s58]. Deze moeten worden geïntegreerd in de totale caloriebehoefte van de dag om het beoogde gewichtbeheer binnen het metabolismeprogramma te

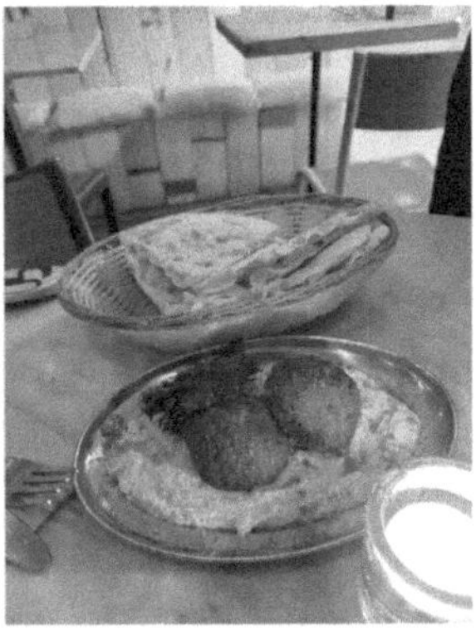

Hummus [i25]

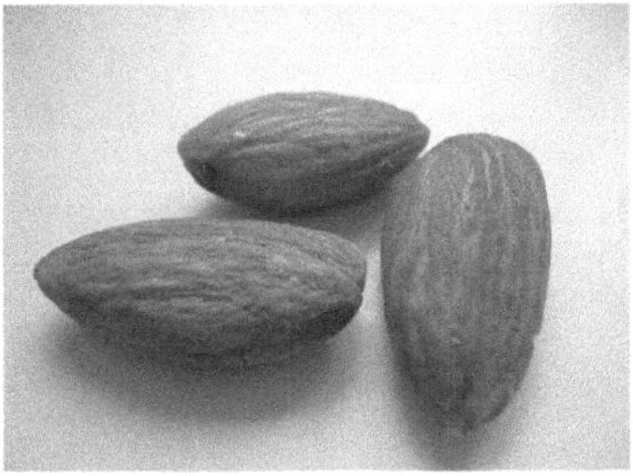

Amandelen [i26]

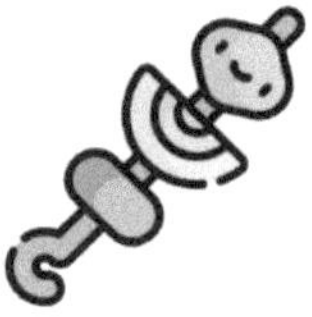

ondersteunen. Een eiwitrijke snack kan het hongergevoel verminderen en de verzadiging verhogen, ook al leidt de extra hoeveelheid eiwit alleen niet altijd tot significante verbeteringen in de regulatie van de energie-inname [s59].

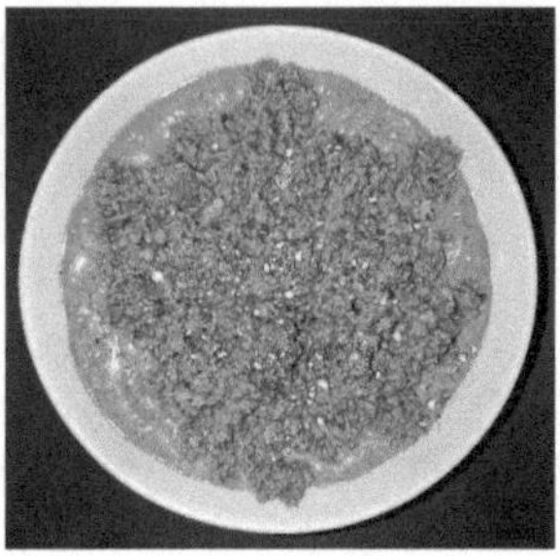

Eiwit [i27]

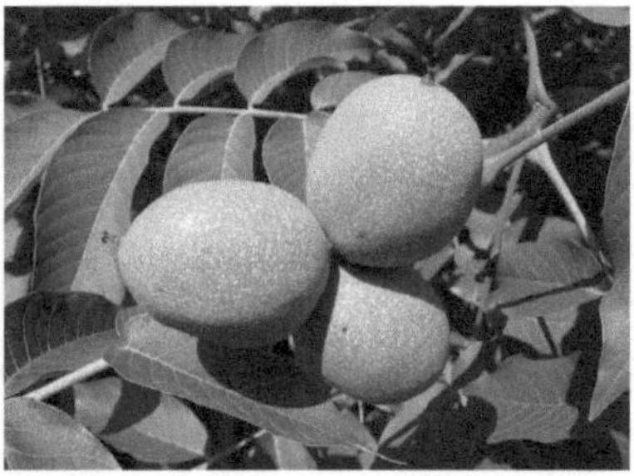

Walnoten [i28]

Goed om te weten

Gewichtbeheer

Gewichtbeheer in de context van een vegetarisch metabolismeprogramma beschrijft de bewuste regulering van de calorie-inname en -verbruik door middel van een aangepaste voeding en voldoende beweging, om een gezond gewicht te bereiken of te behouden.

Voedingswaardevergelijking middagsnacks

Voedingswaarden van vegetarische snacks

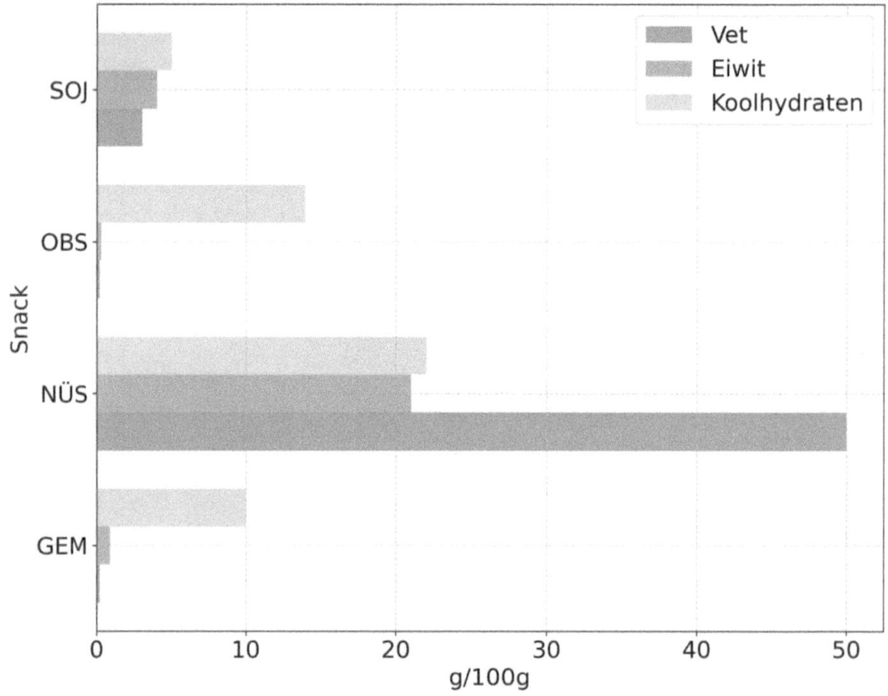

GEM: Groenten (Wortelen)

NÜS: Noten (Amandelen)

OBS: Fruit (Appel)

SOJ: Sojayoghurt

De vergelijking laat zien dat noten een hoog vetgehalte hebben, maar ook veel eiwitten. Fruit daarentegen is suikerhoudend, maar arm aan vet en eiwitten. Groenten scoren met weinig calorieën en vezels. Sojayoghurt levert veel eiwitten, weinig vet en gematigde koolhydraten. Een mix van deze categorieën zorgt voor een evenwichtige voedingsinname.

Late snacks

Late snacks, oftewel de voedselinname kort voor het slapengaan, worden in de context van een metabolische kuur vaak kritisch bekeken. Terwijl een eerdere consensus lange vastenperiodes tussen het avondeten en het ontbijt propageerde [s60], wijzen actuele inzichten erop dat het vermijden van overmatig lange eetpauzes, vooral bij bepaalde metabolische situaties, voordelig kan zijn. Zo is gebleken dat regelmatige voedselinname, inclusief ontbijt, de cognitieve functie positief kan beïnvloeden [s60]. Toegepast op een vegetarische metabolische kuur betekent dit dat een individueel aangepaste late snack – in plaats van volledige onthouding – onder bepaalde omstandigheden zinvol kan zijn. De focus moet daarbij, analoog aan de tussendoortjes, liggen op de voedingssamenstelling [s61]. komplexe_kohlenhydrate, zoals die in volkorenproducten of peulvruchten voorkomen, gecombineerd met plantaardige eiwitbronnen (bijv. tofu, noten of sojayoghurt), zorgen voor een langzame en gelijkmatige energievrijgave gedurende de nacht en helpen tegelijkertijd heisshungerattacken de volgende ochtend te voorkomen [s61]. Een kleine portie quinoa met gestoomde groenten en tofu zou zo'n voedingsrijke late snack kunnen zijn. De hoeveelheid moet daarbij gematigd blijven en rekening houden met de individuele caloriebehoefte om het gewichtsmanagement in het kader van de metabolische kuur optimaal te ondersteunen.

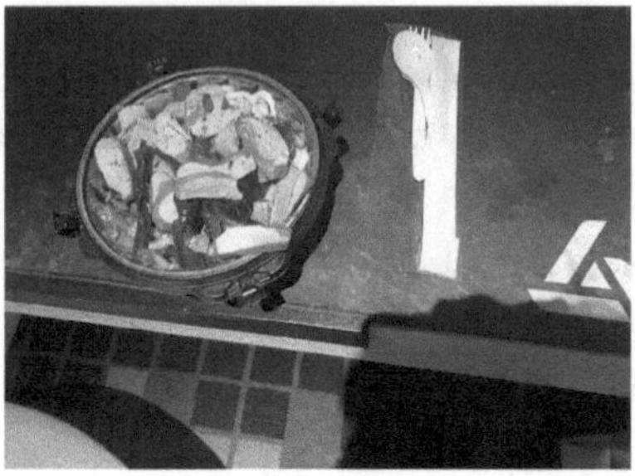

Tofu [i29]

Goed om te weten

Caloriebehoefte

De caloriebehoefte geeft aan hoeveel calorieën het lichaam per dag nodig heeft om alle functies in stand te houden. Bij een metabolische kuur is het belangrijk om de individuele caloriebehoefte te kennen, om de juiste hoeveelheid voedingsstoffen aan te voeren en het gewichtsmanagement te ondersteunen. De caloriebehoefte hangt af van factoren zoals leeftijd, geslacht, activiteitsniveau en metabolisme.

Cognitieve Functie

De cognitieve functies omvatten vaardigheden zoals denken, leren, herinneren en probleemoplossing. In verband met een vegetarische metabolische kuur en late snacks speelt de cognitieve functie een rol, omdat regelmatige voedselinname, inclusief een snack in de late avond, mentale helderheid en concentratie kan bevorderen.

Vegetarische Avondsnacks

Verdeling van lichte avond snacks.

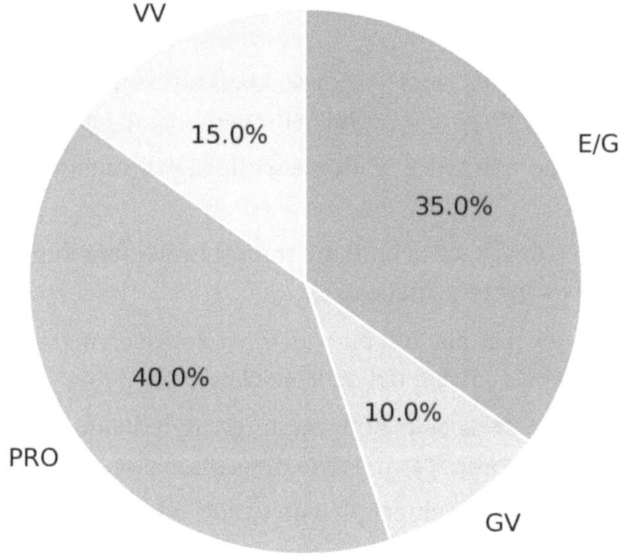

E/G: Groenten en Fruit (bijv. bessen, komkommer, worteltjes)

PRO: Eiwitrijke snacks (bijv. Griekse yoghurt, kwark, noten)

GV: Gezonde Vetten (bijv. avocado, kleine portie zaden)

VV: Volle Granen (bijv. volkoren crackers, popcorn)

De gegevens suggereren dat een evenwichtige aanpak van snacks voor de late avond wordt aanbevolen. Een aanzienlijk deel is gewijd aan eiwitrijke opties, die verzadiging kunnen bevorderen en het behoud van spieren kunnen ondersteunen. Groenten en fruit leveren essentiële voedingsstoffen en vezels, terwijl een kleiner percentage volle granen bijdraagt aan complexe koolhydraten voor langdurige energie. Het beperken van vetten helpt de algehele calorie-inname te beheersen.

Concrete adviezen

- Verander uw snacks in kleine kunstwerken door fruit en groenten creatief te presenteren.
- Gebruik de snack om nieuwe voedingsmiddelen uit te proberen, zoals exotisch fruit of onbekende groenten.
- Bereid uw snacks de avond ervoor voor en portioneer ze in herbruikbare containers.
- Bewaar uw snacks zichtbaar in de koelkast, zodat u niet in de verleiding komt om ongezonde alternatieven te kiezen.
- Ruil gezonde snackideeën uit met collega's of vrienden en laat u inspireren.
- Verbind uw snack met een korte mindfulness-oefening om het moment bewust te genieten.
- Eet uw snack niet aan uw bureau, maar zoek een andere plek om uw volledige aandacht aan het eten te schenken.
- Gebruik voor uw snacks hoogwaardige ingrediënten en let op de herkomst en kwaliteit van de voedingsmiddelen.
- Creëer uw eigen snackrecepten en experimenteer met verschillende smaken en texturen.
- Integreer in uw snacks voedingsmiddelen die uw stemming positief beïnvloeden, zoals noten of pure chocolade.
- Maak van uw snack een klein feest voor de zintuigen door verschillende kleuren, smaken en texturen te combineren.
- Reflecteer na elke snack over hoe goed deze u heeft gedaan en wat u de volgende keer kunt verbeteren.
- Beloon uzelf na een week van gezonde snacks met een klein cadeau dat niets met eten te maken heeft.

3. 3 Drankenconcept

De juiste drankkeuze ondersteunt de vegetarische stofwisselingskuur aanzienlijk. Ze beïnvloedt de zuur-basebalans, de nierfunctie en de uitscheiding van stofwisselingsproducten. Tegelijkertijd is het belangrijk om ongewenste effecten van bepaalde dranken, zoals een hoog suikergehalte of overmatige kaliumconsumptie, te vermijden. Naast een voldoende waterinname spelen ook kruidentheeën en speciale dranken met thermogene eigenschappen een rol. De optimale combinatie van deze dranken kan de stofwisseling activeren en de effectiviteit van de kuur verhogen. Ontdek hieronder welke dranken uw vegetarische stofwisselingskuur optimaal ondersteunen en leer hoe u deze effectief in uw voedingsplan kunt integreren.

Voor een succesvolle vegetarische stofwisselingskuur is een bewuste drankkeuze cruciaal, die de zuur-basebalans ondersteunt, de stofwisseling stimuleert en zorgt voor een adequate vochtinname.

Stofwisselingsstimulerende dranken

Stofwisselingsstimulerende dranken in het kader van een vegetarische stofwisselingskuur zijn gericht op het ondersteunen van de natuurlijke processen van het lichaam en zo de effectiviteit van de kuur te verhogen. Een belangrijk aspect is daarbij de zuur-basebalans. Door de keuze van bepaalde dranken kan de pH-waarde van de urine worden beïnvloed, wat weer invloed kan hebben op de stofwisseling [s62]. Zo kan bijvoorbeeld bicarbonat-rijk water de urine-pH-waarde verhogen, vergelijkbaar met een therapie met alkali-citraat [s62]. Dit effect is te wijten aan de verhoogde buffercapaciteit van het lichaam door het bicarbonaat [s62]. Bicarbonaat, dat in water is opgelost, werkt basisch en kan zo zuren neutraliseren. Een evenwichtige zuur-basebalans wordt in verband gebracht met een optimale stofwisselingsfunctie. Ook vruchtensappen, met name citrusvruchten, kunnen vanwege hun citraatgehalte de urine-pH-waarde in de richting van basisch verschuiven [s62]. Citraten, de zouten van citroenzuur, worden in het lichaam gemetaboliseerd en dragen zo bij aan een alkalinisatie. Echter, bij vruchtensappen is voorzichtigheid geboden: het hoge suiker- en energiegehalte kan het succes van een stofwisselingskuur beïnvloeden. Bovendien bevatten vruchtensappen, vooral citrusvruchten, veel kalium. Een overmatige kaliumconsumptie kan, vooral bij mensen met nierproblemen, schadelijk zijn voor de gezondheid. Daarom moet de consumptie van vruchtensappen in het kader van een stofwisselingskuur worden beperkt en afgestemd op de individuele behoeften [s62]. Alternatief kan men zich richten op groentebouillons,

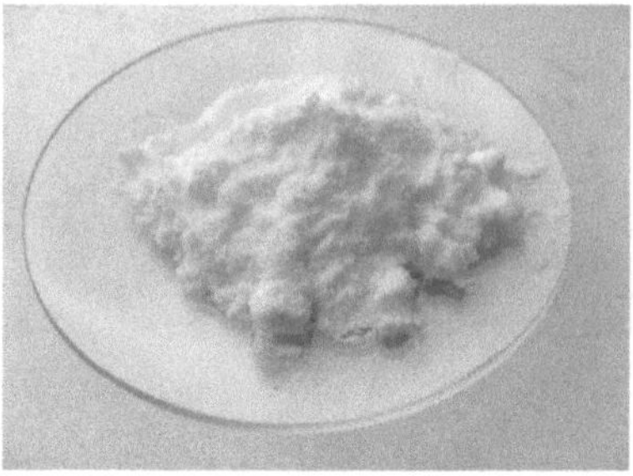

Bicarbonaat [i30]

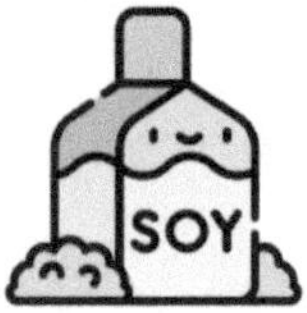

die ook rijk zijn aan mineralen en de stofwisseling kunnen ondersteunen door de aanwezige voedingsstoffen.

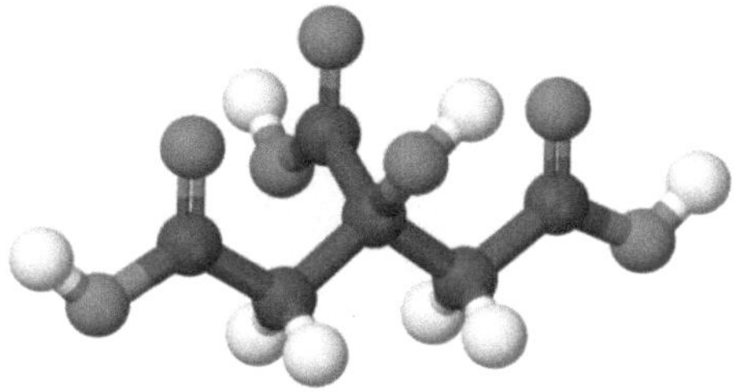

Citraat [i31]

Om de stofwisseling verder te stimuleren, kan men kiezen voor dranken met thermogene eigenschappen. Gemberwater bijvoorbeeld stimuleert de doorbloeding en kan zo de stofwisseling activeren. Groene thee bevat catechinen, die ook een positieve invloed op de stofwisseling kunnen hebben. Belangrijk is een voldoende vochtinname verspreid over de dag. Water, ongezoete theeën en infused water met komkommer, citroen of munt zijn ideale dorstlessers en ondersteunen tegelijkertijd de stofwisselingsprocessen. Een bewuste keuze van dranken draagt zo bij aan een succesvolle vegetarische stofwisselingskuur. Door de combinatie van bicarbonat-rijk water met een gematigde hoeveelheid vruchtensappen en andere stofwisselingsstimulerende dranken kan de zuur-basebalans positief worden beïnvloed en de lichaamseigen processen optimaal worden ondersteund. Een individuele begeleiding door een voedingsdeskundige of arts kan helpen om de juiste drankkeuze voor de specifieke situatie te maken.

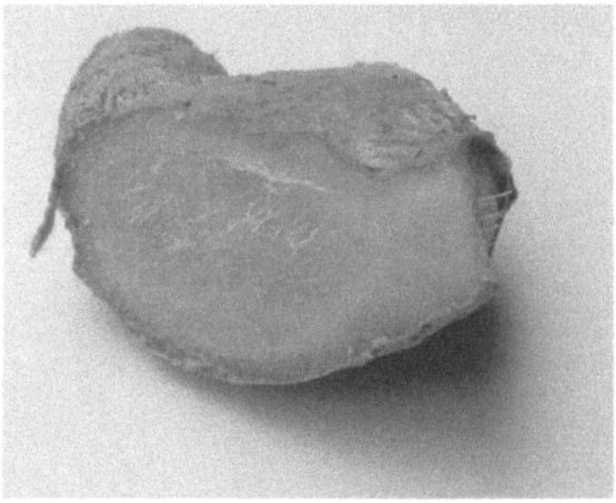

Gember [i32]

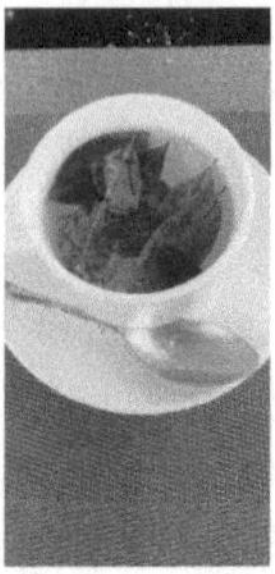

Geïnfuseerd water [i33]

Goed om te weten

Buffercapaciteit

De buffercapaciteit beschrijft het vermogen van het lichaam om zuren te neutraliseren en de pH-waarde stabiel te houden. Dranken met bicarbonaat verhogen de buffercapaciteit en ondersteunen zo een evenwichtige zuur-basebalans tijdens de vegetarische stofwisselingskuur.

Infused Water

Infused water is water dat is geparfumeerd met fruit, groenten of kruiden. Het is een caloriearm en verfrissend drankje dat in het kader van de vegetarische stofwisselingskuur de vochtinname ondersteunt en de stofwisseling kan stimuleren door de aanwezige voedingsstoffen.

Thermogen

Thermogene dranken kunnen de stofwisseling stimuleren en de vetverbranding bevorderen. In het kader van de vegetarische stofwisselingskuur kunnen ze bijdragen aan een verhoogd energieverbruik en de gewichtsafname ondersteunen.

Zuur-Basebalans

De zuur-basebalans speelt een belangrijke rol voor de stofwisselingsfunctie. Een evenwichtige zuur-basebalans kan worden ondersteund door de juiste keuze van dranken binnen de vegetarische stofwisselingskuur, om de lichaamseigen ontgifting en de stofwisseling te bevorderen.

Metabolisme-stimulerende dranken (vegetarisch dieet)

Effectiviteitsvergelijking

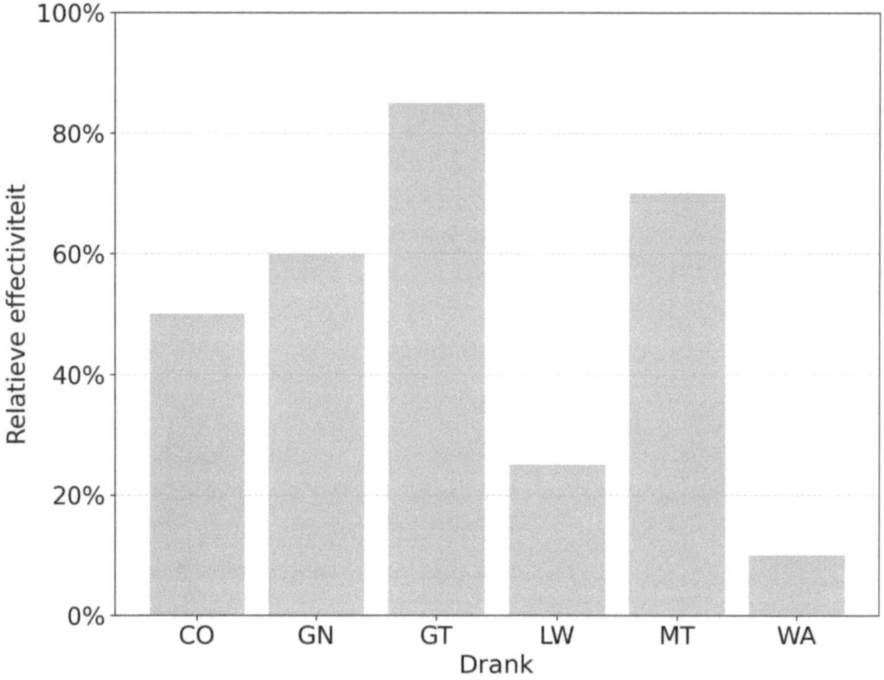

CO: Koffie

GN: Gemberthee

GT: Groene Thee

LW: Citroenwater

MT: Matéthee

WA: Water

Groene thee heeft de hoogste potentie om de stofwisseling te stimuleren, gevolgd door maté en gemberthee. Hoewel koffie ook een boost geeft, lijkt het effect ervan in deze context minder uitgesproken dan groene thee. Water is essentieel voor de algehele gezondheid en ondersteunt indirect metabolische processen, maar biedt geen direct stimulerend effect zoals de andere dranken.

Kruidentheeën

Kruidentheeën bieden een andere mogelijkheid om de stofwisseling te ondersteunen en te beïnvloeden binnen een vegetarisch dieet. Verschillende kruiden hebben specifieke eigenschappen die een positieve invloed kunnen hebben op de spijsvertering en de stofwisseling [s63]. Zo kunnen bepaalde kruiden bijvoorbeeld de lipide- en koolhydraatstofwisseling reguleren, wat bijzonder voordelig kan zijn bij een stofwisselingskuur [s63]. Pepermunt thee kan, naast zijn spijsverteringsbevorderende werking, door zijn anti-androgene werking de follikelontwikkeling in de eierstok ondersteunen [s63]. Zoethout thee heeft zowel anti-androgene als oestrogeenachtige eigenschappen, die nuttig kunnen zijn bij bepaalde hormonale onevenwichtigheden [s63]. Zoethout thee moet echter vanwege mogelijke bijwerkingen met voorzichtigheid en na overleg met een arts of apotheker worden geconsumeerd [s63]. Naast deze specifieke effecten kunnen kruidentheeën ook algemeen bijdragen aan een verhoogde vochtinname en het lichaam voorzien van waardevolle plantaardige stoffen. Voor een optimale werking is het aan te raden om gedurende de dag te variëren met verschillende kruidentheeën. Zo kan men 's ochtends genieten van een verkwikkende gember-citroen thee, 's middags van een kalmerende pepermunt thee en 's avonds van een ontspannende kamille thee. Let bij de keuze van de kruidentheeën op de individuele behoeften en eventuele intoleranties. Een mengsel van verschillende kruiden, zoals venkel, anijs en komijn, kan de spijsvertering bevorderen en winderigheid verminderen. Ook rooibos- en fruittheeën, die strikt genomen geen kruidentheeën zijn, bieden een smaakvolle en caloriearme alternatieve voor gesuikerde dranken. Drink kruidentheeën het beste ongezoet om de volledige gezondheidsvoordelen te behouden. Mocht u toch een zoetheid verkiezen, dan kunt u alternatieven zoals natuurlijke zoetstoffen zoals stevia of honing overwegen. Door kruidentheeën in het dagelijkse voedingspatroon te integreren, kan de vegetarische stofwisselingskuur gevarieerd worden en kan het lichaam op een milde manier worden ondersteund. Naast de reeds genoemde kruidentheeën zijn er tal van andere soorten die nuttig kunnen zijn binnen een stofwisselingskuur. Brandnetel thee bijvoorbeeld heeft een vochtafdrijvende werking en kan het lichaam helpen bij het ontgiften. Ook paardenbloem thee heeft diuretische eigenschappen en bevordert de uitscheiding van stofwisselingsproducten. Mate thee daarentegen heeft een stimulerende werking en kan zo de stofwisseling activeren. Om de best mogelijke werking te bereiken, moeten kruidentheeën vers worden bereid en gedurende een langere periode, idealiter 5-10 minuten, trekken. Zo kunnen de waardevolle ingrediënten optimaal tot hun recht komen. De trektijd kan variëren afhankelijk van het type kruid. Bij het bereiden van kruidentheeën is het raadzaam om te kiezen voor kwalitatief hoogwaardige producten uit gecontroleerde biologische teelt om mogelijke resten van pesticiden te vermijden. Een gevarieerde selectie van kruidentheeën kan zo een waardevolle bijdrage leveren aan een succesvolle vegetarische stofwisselingskuur.

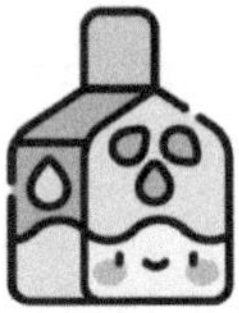

Goed om te weten

Anti-androgeen

Anti-androgene stoffen remmen de werking van mannelijke geslachtshormonen (androgenen). In de context van de vegetarische stofwisselingskuur kunnen bepaalde kruidentheeën met anti-androgene eigenschappen helpen hormonale onevenwichtigheden te compenseren die de stofwisseling kunnen beïnvloeden.

Oestrogeen

Oestrogeenachtige stoffen bootsen de werking van het vrouwelijke geslachtshormoon oestrogeen na. Bij een vegetarische stofwisselingskuur kunnen ze helpen hormonale schommelingen te reguleren die de stofwisseling kunnen beïnvloeden. Het is belangrijk om de inname van oestrogeenachtige stoffen met een arts af te stemmen.

Pesticide

Pesticiden zijn chemische stoffen die in de landbouw worden gebruikt ter bescherming van planten tegen plagen. In het kader van een vegetarische stofwisselingskuur is het aan te raden om biologische producten te kiezen om de inname van pesticiden te minimaliseren en het lichaam te ontgiften.

Werkzaamheidsgraad kruidentheeën

Werkzaamheidsgraad per kop

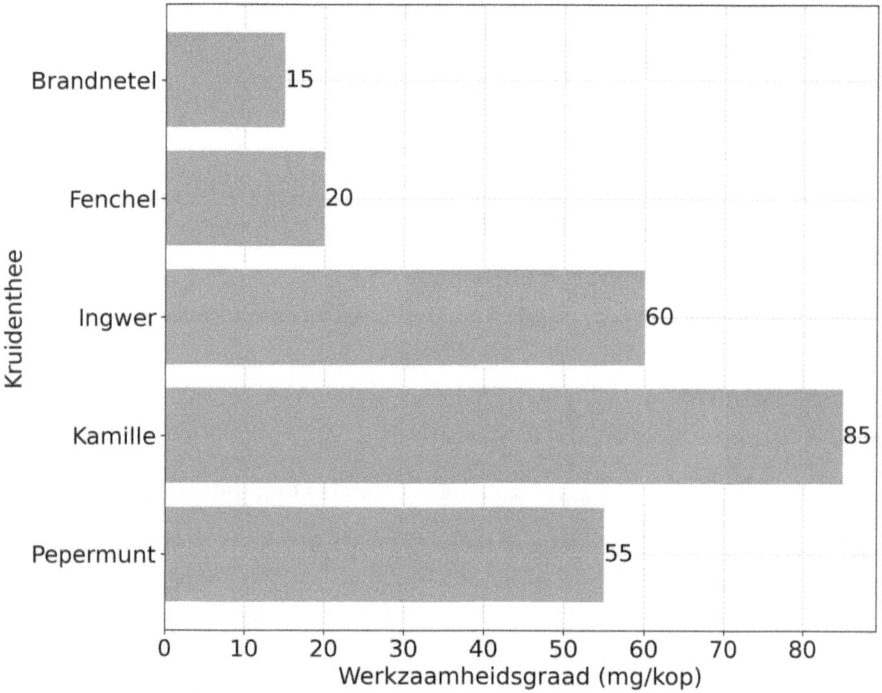

BRA: Brandnetel

FEN: Fenchel

ING: Ingwer

KAM: Kamille

PEP: Pepermunt

Venkelthee heeft het hoogste gehalte aan bevorderlijke werkzame stoffen voor de stofwisseling, gevolgd door gember en brandnetel. Kamille en pepermuntthee hebben relatief lage hoeveelheden relevante werkzame stoffen voor dit doel.

Watervoorziening

Voldoende vocht is essentieel voor een goed functionerende stofwisseling. Water transporteert voedingsstoffen, verwijdert afvalstoffen en reguleert de lichaamstemperatuur. Tijdens een vegetarische stofwisselingskuur is de vochtinname bijzonder relevant, omdat het de ontgiftingsprocessen ondersteunt en de nierfunctie bevordert [s64]. Een adequate hoeveelheid vocht helpt om stofwisselingsproducten effectief uit te scheiden en voorkomt zo een overbelasting van de nieren. Een dagelijkse extra consumptie van slechts 200 ml water kan het risico op nierstenen, die kunnen optreden bij stofwisselingsveranderingen, al met 13% verlagen [s64]. De optimale drinkhoeveelheid hangt af van individuele factoren zoals activiteitsniveau en omgevingstemperatuur. Een goede indicator voor een adequate hydratatie is de kleur van de urine – lichtgeel duidt op een optimale vochtinname, terwijl donkergele urine een teken van vochttekort kan zijn. Naast water zijn ongezoete kruiden- en fruittheeën ook geschikt. Koolzuurhoudende en suikerhoudende dranken moeten worden vermeden, omdat ze, in tegenstelling tot koffie, het risico op nierstenen kunnen verhogen [s64]. Om de vochtinname gedurende de dag te waarborgen, kan bijvoorbeeld een waterfles op de werkplek of een drinkherinnering op de telefoon nuttig zijn. Een vegetarisch dieet dat rijk is aan fruit en groenten levert

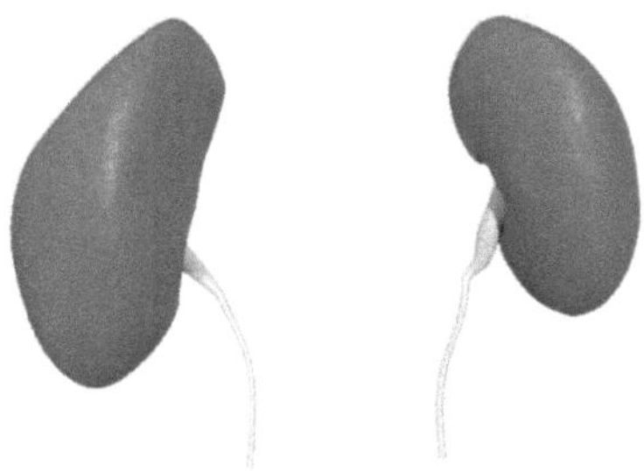

nier [i34]

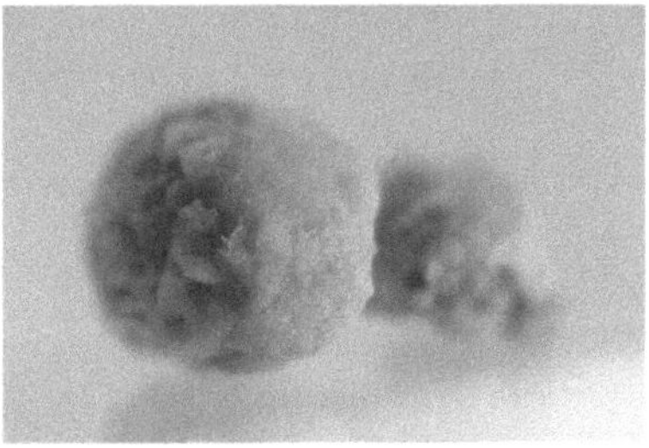

nierstenen [i35]

bovendien vocht en draagt ook bij aan de niergezondheid [s64]. Door verschillende vochtbronnen te combineren, kan de behoefte optimaal worden gedekt en de stofwisselingskuur effectief worden ondersteund.

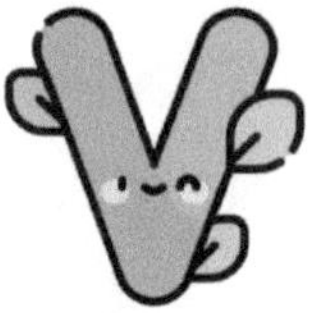

Goed om te weten

Hydratatie

Een adequate hydratatie is belangrijk voor het transport van voedingsstoffen, de uitscheiding van stofwisselingsproducten en de regulering van de lichaamstemperatuur. Vooral bij een vegetarische stofwisselingskuur ondersteunt het de ontgiftiging en nierfunctie.

Nierstenen

Nierstenen kunnen ontstaan bij stofwisselingsveranderingen door een onvoldoende vochtinname. Een vegetarische stofwisselingskuur met voldoende water kan het risico op nierstenen verminderen.

Hydratatie gedurende de dag

Ideaal waterinnamepatroon voor een vegetarisch metabolisch dieet.

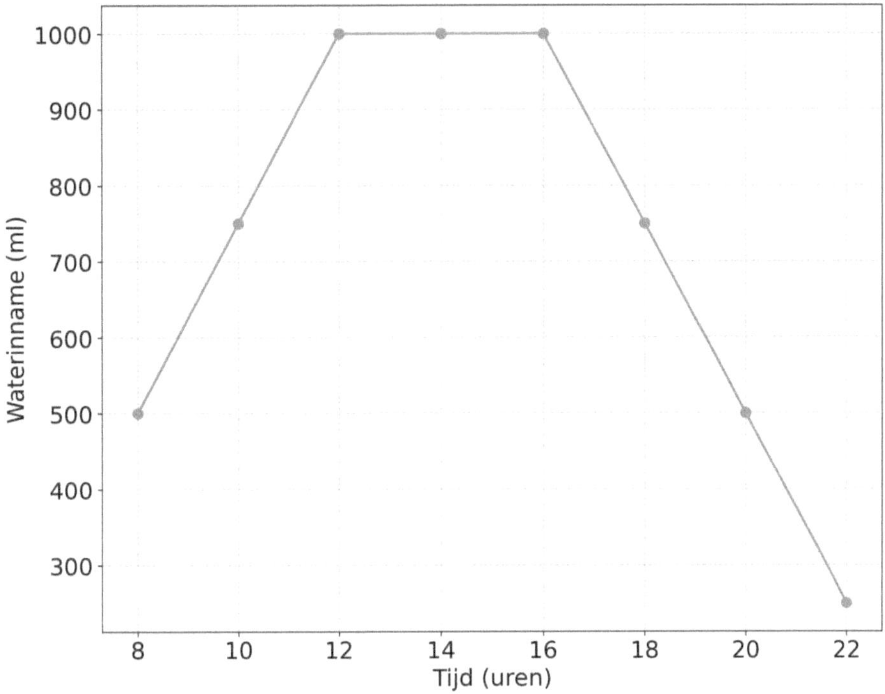

Deze grafiek illustreert een consistente waterinname gedurende de dag, wat gunstig is voor het behouden van een optimale hydratatie bij een vegetarisch metabolisch dieet. De geleidelijke toename in de ochtend ondersteunt de lichaamsfuncties na de slaap. De aanhoudende inname voorkomt uitdroging tijdens piekperioden van activiteit. De lichte afname in de avond anticipeert op verminderde activiteit tijdens de slaap.

Concrete adviezen

- Creëer uw eigen drankconcept dat optimaal rekening houdt met uw smaak en behoeften tijdens de kuur.
- Experimenteer met verschillende kruiden- en fruittheesoorten en ontdek uw persoonlijke favorieten voor verschillende tijdstippen van de dag.
- Bereid 's ochtends een grote kan water met verse vruchten, kruiden of specerijen en geniet hiervan verspreid over de dag.
- Vervang zoete dranken door zelfgemaakte groentebouillons, die u kunt verfijnen met verse kruiden en specerijen.
- Vries kruiden- of fruitthee in ijsblokjesvormen in en gebruik deze om uw dranken een verfrissende toets te geven.
- Investeer in een mooie theepot en geniet van het ritueel van het theezetten.
- Drink uw thee bewust en langzaam om de smaken en de heilzame werking ten volle te ervaren.
- Stel verschillende theesoorten samen in kleine glazen en organiseer een the proeverij met vrienden of familie.
- Bezoek een theewinkel en laat u inspireren door de verscheidenheid aan smaken en soorten.
- Creëer uw eigen theemelange van verschillende kruiden en specerijen.
- Kweek uw eigen kleine kruidentuin en gebruik de verse kruiden voor uw dranken.
- Documenteer uw drankconcept in een dagboek en noteer uw favoriete recepten en ervaringen.

Terugblik - 3. Voedingsplan

Een individueel voedingsplan is de sleutel tot het succes van een vegetarische stofwisselingskuur. Het gaat niet alleen om *wat* u eet, maar ook om *wanneer* en *hoeveel*. Begin uw dag met een eiwitrijk en vetarm ontbijt dat complexe koolhydraten in gematigde hoeveelheden bevat. Denk aan havermout met noten, bessen en sojayoghurt of volkorenbrood met avocado en kiemen. Een dergelijk ontbijt voorziet u op de lange termijn van energie en voorkomt hunkering. Experimenteer met verschillende recepten en ontdek welke combinaties u het lekkerst vindt en u een goed verzadigingsgevoel geven. Integreer hier al uw persoonlijke voorkeuren en aanpassingen om de kuur op de lange termijn vol te houden. Een calorierijk ontbijt in combinatie met nachtelijk vasten kan uw stofwisseling extra stimuleren.

Voor de lunch is een combinatie van peulvruchten, volkorenproducten en veel groenten aan te raden. Een linzensalade met quinoa en kleurrijke groenten of een volkorenpasta-salade met kikkererwten en gegrild groenten zijn ideale voorbeelden. Let ook hier op een voldoende eiwitinname, die kan worden aangevuld met tofu, tempeh of noten. Als u in de kantine eet, kies dan zoveel mogelijk voor volwaardige gerechten en vul deze aan met een salade of een extra portie groenten. Wees creatief en probeer nieuwe recepten uit om variatie in uw maaltijdplan te brengen en mogelijke uitdagingen zoals tijdgebrek of beperkte keuzemogelijkheden te overwinnen.

's Avonds moet u kiezen voor een lichtere maaltijd om uw spijsverteringsstelsel te ontlasten en de nachtelijke regeneratie te bevorderen. Focus op eiwitrijke voedingsmiddelen zoals tofu, tempeh of linzen, gecombineerd met vezelrijke groenten zoals broccoli, spinazie of bloemkool. Een kleine portie quinoa met gestoomde groenten en tofu of een grote salade met gebakken tofu en verschillende groenten zijn geschikte opties. Zorg ervoor dat u uw avondmaaltijd minstens drie uur voor het slapengaan nuttigt om een goede nachtrust te waarborgen. Ook al is de avondmaaltijd lichter, deze moet nog steeds alle essentiële voedingsstoffen bevatten.

Tussendoortjes spelen een belangrijke rol om uw bloedsuikerspiegel constant te houden en hunkeringen te voorkomen. Kies voor voedzame snacks zoals fruit met yoghurt, noten of groentesticks met hummus. Let op gematigde portiegroottes en integreer de calorieën van de snacks in uw dagelijkse behoefte. Stofwisselingstimulerende dranken zoals gemberwater, groene thee of infused water ondersteunen uw kuur bovendien. Zorg voor een voldoende waterinname gedurende de dag. Kruidentheeën zoals pepermunt-, zoethout- of brandneteIthee kunnen ook positieve effecten op uw stofwisseling hebben. Let echter op mogelijke interacties en raadpleeg indien nodig een arts of apotheker.

De uitvoering van een voedingsplan in het kader van een vegetarische stofwisselingskuur vereist planning, discipline en aanpassingsvermogen. Wees geduldig met uzelf als het niet altijd perfect gaat. Luister naar uw lichaam, observeer hoe het reageert op verschillende voedingsmiddelen en pas uw voedingsplan dienovereenkomstig aan. Met de juiste strategie en een positieve instelling zult u uw doelen bereiken en profiteren van de voordelen van een gezonde, vegetarische voeding.

4. Stofwisselingsoptimalisatie

Hebt u zich ooit afgevraagd waarom sommige mensen schijnbaar moeiteloos hun gewicht kunnen behouden, terwijl anderen ondanks een gelijk dieet moeten vechten? De stofwisseling volgt een complex samenspel van biologische ritmes en externe invloeden, die we doelgericht kunnen aansteken. De natuur biedt ons daarbij verbazingwekkende hulpmiddelen die de stofwisseling op een zachte manier op gang brengen. Met de juiste kennis kan deze lichaamseigen motor systematisch geoptimaliseerd worden - geheel zonder kunstmatige ingrepen of strenge verboden. Ontdek hoe u uw stofwisseling tot uw sterkste bondgenoot kunt maken.

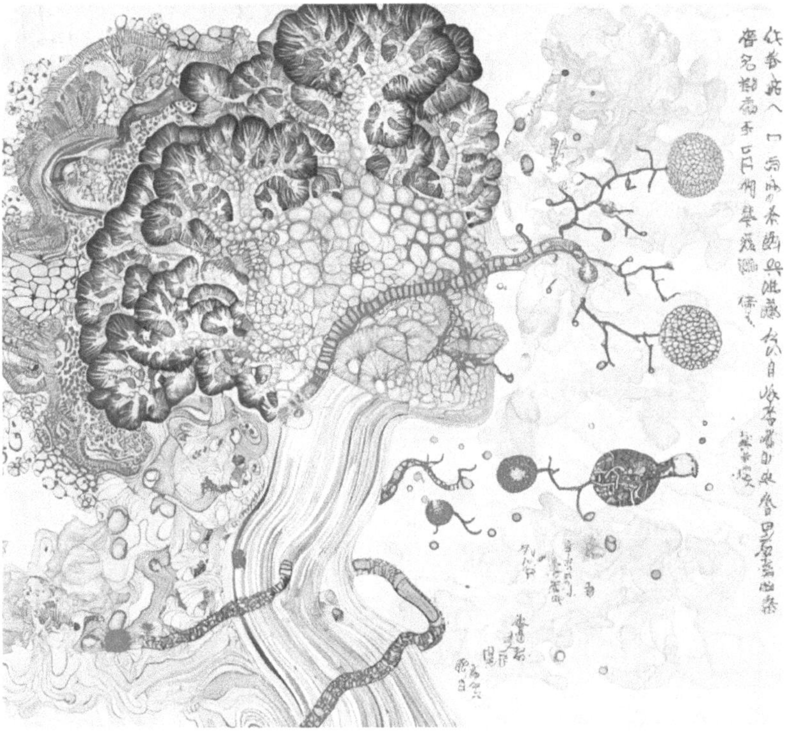

4. 1 Natuurlijke versnellers

Natuurlijke versnellers van de stofwisseling bieden groot potentieel voor een geoptimaliseerde vetverbranding en gewichtsregulatie. Het gebruik van specerijen en geneeskrachtige planten vereist echter voorzichtigheid, aangezien sommige ingrediënten ongewenste gezondheidsgevolgen kunnen hebben. Het vinden van de juiste balans tussen stofwisselingstimulatie en gezondheidsveiligheid is cruciaal voor het succes van een vegetarische stofwisselingskuur. Thermogene voedingsmiddelen verhogen het energieverbruik en kunnen zo de stofwisseling positief beïnvloeden. Het werkingsmechanisme van deze voedingsmiddelen is complex en varieert van de activatie van het bruine vetweefsel tot de verhoging van de oxidatieve capaciteit van de spieren. Ontdek hieronder hoe u natuurlijke versnellers effectief en veilig in uw vegetarische stofwisselingskuur kunt integreren.

> *Een gematigd gebruik van specerijen en geneeskrachtige planten is belangrijk, aangezien sommige ingrediënten, ondanks hun potentiële stofwisselingsstimulerende werking, ook negatieve gezondheidseffecten kunnen hebben. Een gevarieerde, plantaardige voeding minimaliseert deze risico's en levert tegelijkertijd een verscheidenheid aan voedingsstoffen.*

Kruiden

Kruiden geven gerechten aroma en smaak en kunnen een belangrijke rol spelen in de vegetarische keuken voor gevarieerde gerechten. Naast de smaakaspecten beïnvloeden sommige kruiden ook de stofwisseling. Chili bevat bijvoorbeeld capsaïcine, dat de thermogenese, de warmteproductie van het lichaam, stimuleert en zo het energieverbruik op korte termijn verhoogt. Gember kan ook de stofwisseling beïnvloeden en de maag-darmactiviteit bevorderen. Kurkuma bevat curcumine, dat ontstekingsremmende en antioxidante eigenschappen heeft. Kruiden moeten echter met zorg worden gebruikt. Sommige kruidenbestanddelen kunnen, volgens huidig onderzoek, ongewenste gezondheidsimpact hebben. Sommige kruiden en specerijen bevatten alkenylbenzenen (AB), die in dierproeven kankerverwekkende activiteit hebben getoond. Tot de AB-verbindingen behoren onder andere safrol, estragol en methyl-eugenol. Safrol, dat in verschillende kruiden voorkomt, is in verband gebracht met levertumoren in dierproeven. Hetzelfde geldt voor estragol en methyl-eugenol, die ook in dierproeven kankerverwekkende eigenschappen vertoonden. Ook α- en β-asaron, bestanddelen van sommige etherische oliën, toonden in ratstudies kankerverwekkende activiteit. Deze resultaten benadrukken dat een gematigd gebruik van kruiden raadzaam is, ook al is de overdraagbaarheid van de resultaten uit dierproeven naar mensen niet altijd duidelijk. Naast de AB-verbindingen zijn er andere potentieel problematische stoffen in bepaalde planten. Aristolochzuur I, dat voorkomt in de Aristolochiaceae-familie, wordt vanwege zijn genotoxische eigenschappen als kankerverwekkend voor mensen geclassificeerd. Cycasine uit cycadennoten en ptaquiloside uit adelaarsvaren zijn ook in verband gebracht met kankerontwikkeling in dierproeven. Ook furan, dat kan ontstaan tijdens de voedselverwerking, en de voedseladditief benzofenon toonden in dierproeven kankerverwekkende activiteit. Deze voorbeelden maken duidelijk dat een bewuste omgang met kruiden en een gevarieerde voeding belangrijk zijn om potentiële risico's te minimaliseren. Een evenwichtige vegetarische voeding met een verscheidenheid aan groenten, fruit, peulvruchten en volle granen biedt een breed scala aan voedingsstoffen en kan helpen de behoefte aan sterk aromatiserende kruiden te verminderen.

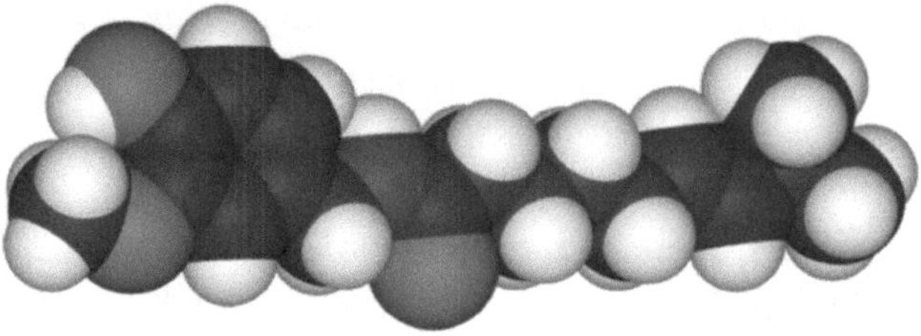

Capsaïcine [i36]

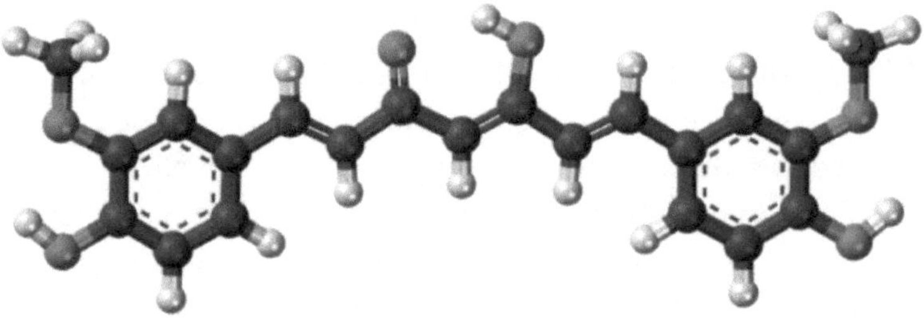

Curcumine [i37]

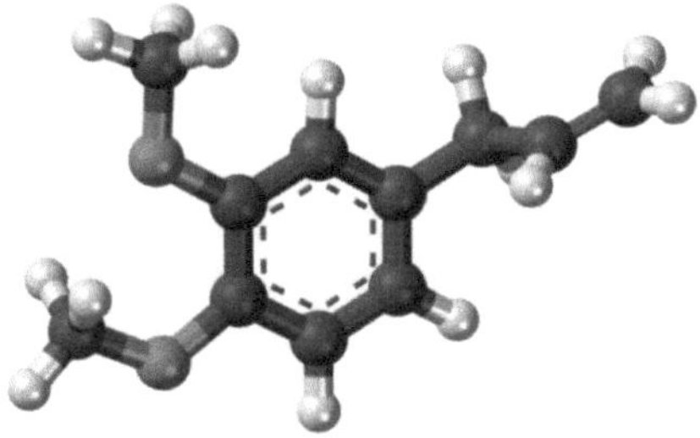

Methyleugenol [i38]

Goed om te weten

Alkenylbenzenen

Alkenylbenzenen (AB) zijn een groep chemische verbindingen die in sommige kruiden en specerijen voorkomen. Sommige AB, zoals safrol, estragol en methyl-eugenol, zijn in dierproeven in verband gebracht met gezondheidsrisico's. Tijdens een vegetarische stofwisselingkuur is een gematigd gebruik van kruiden die AB bevatten aan te raden.

Methyl-Eugenol

Methyl-eugenol is een alkenylbenzeen dat in bepaalde kruiden voorkomt. In dierproeven zijn er gezondheidszorgen geuit. Tijdens een vegetarische stofwisselingkuur moet de consumptie van kruiden die methyl-eugenol bevatten worden beperkt.

Thermogenese

Thermogenese is de warmteproductie in het lichaam die voortkomt uit stofwisselingsactiviteit. Gember, chili en andere kruiden kunnen de thermogenese stimuleren en zo de stofwisseling en vetverbranding positief beïnvloeden. Tijdens een vegetarische stofwisselingkuur kan het gerichte gebruik van dergelijke kruiden de stofwisseling stimuleren.

Stofwisselingsboost door kruiden

Thermisch effect van kruiden

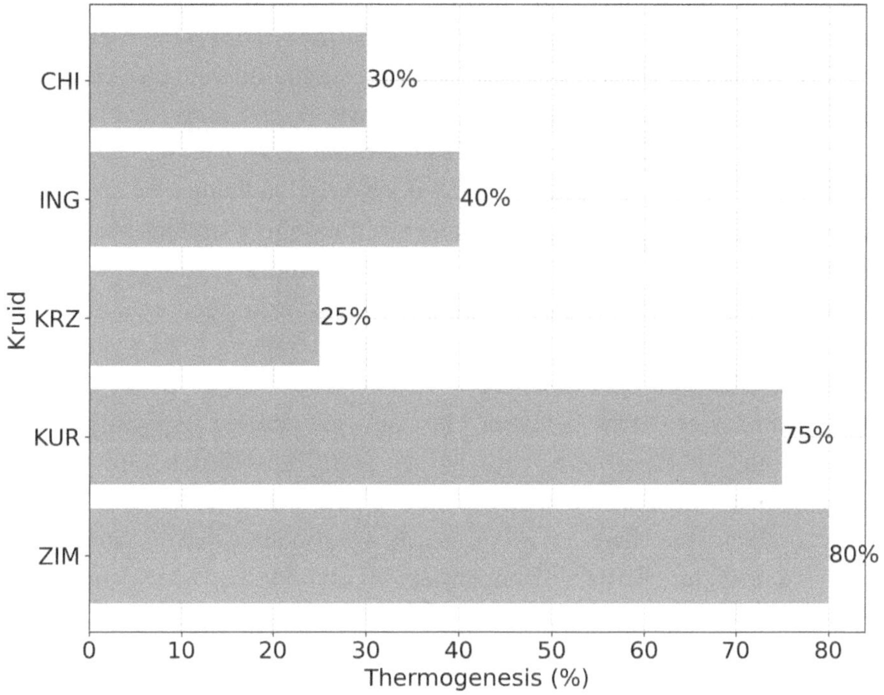

CHI: Chili

ING: Gember

KRZ: Komijn

KUR: Kurkuma

ZIM: Kaneel

Chili en gember laten het hoogste thermogene effect zien en kunnen de stofwisseling aanzienlijk stimuleren. Kurkuma, kaneel en komijn dragen ook, zij het in mindere mate, bij aan een verhoging van de stofwisseling.

Geneeskrachtige planten

Geneeskrachtige planten bieden naast de reeds genoemde specerijen een andere mogelijkheid om de gezondheid en de stofwisseling positief te beïnvloeden. Fytochemicaliën, bioactieve stoffen in planten, werken op verschillende manieren in het lichaam. Ze komen voor in fruit, groenten, olijfolie, peulvruchten en dranken zoals thee en koffie. [s65] Drie belangrijke groepen fytochemicaliën zijn flavonoïden, carotenoïden en alkaloïden. Flavonoïden, bekend om hun antioxidatieve eigenschappen, kunnen de hartgezondheid bevorderen en kankerremmend werken. [s66] Ze beschermen de cellen tegen schade door vrije radicalen en dragen zo bij aan de preventie van chronische ziekten. Carotenoïden, zoals bètacaroteen in wortelen, bieden ook bescherming tegen verschillende soorten kanker en ondersteunen de gezondheid van ogen en huid. [s66] Een dieet dat rijk is aan antioxidantrijke plantaardige voedingsmiddelen wordt in verband gebracht met een lagere sterfte door hart- en vaatziekten. [s66] Dit betekent dat de regelmatige consumptie van bijvoorbeeld bessen, die rijk zijn aan flavonoïden, of groene bladgroenten, die carotenoïden bevatten, een waardevolle bijdrage aan de gezondheid kan leveren. Alkaloïden, waaronder cafeïne, kunnen ook positieve effecten hebben. Een alkaloïde uit een bepaalde vrucht kan bijvoorbeeld angst- en depressie-achtig gedrag bij knaagdieren verminderen en beschermt neuronen in de hippocampus, het hersengebied dat verantwoordelijk is voor leren en geheugen. [s65] Bovendien kunnen extracten van bepaalde geneeskrachtige planten het microbioom reguleren en de darmbarrière versterken, wat essentieel is voor een gezonde spijsvertering en de opname van voedingsstoffen. [s65] Deze positieve effecten op de darmgezondheid kunnen indirect ook de stofwisseling beïnvloeden, aangezien een gezond darmmicrobioom de opname en benutting van voedingsstoffen optimaliseert. Flavanolen, een subgroep van de flavonoïden, kunnen de vaatgezondheid verbeteren door de bloeddruk te

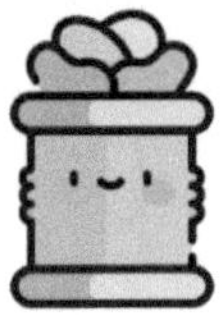

verlagen en de endotheliale functie te bevorderen. [s65] Te vergelijken met een goed geoliede motor, dragen gezonde bloedvaten bij aan een soepel verloop in het lichaam en ondersteunen zo ook de stofwisselingsfuncties. Daarnaast tonen bepaalde planten potentiële voordelen bij diabetes en microvasculaire complicaties door de bloedsuikerspiegel, oxidatieve stress en ontstekingen te verlagen. [s65] Een evenwichtige bloedsuikerspiegel is niet alleen belangrijk voor diabetici, maar voor iedereen die zijn stofwisseling optimaal wil ondersteunen. Geneeskrachtige planten kunnen dus op verschillende manieren in een vegetarische stofwisselingskuur worden geïntegreerd, hetzij als thee, als onderdeel van smoothies of als specerij in verschillende gerechten.

Goed om te weten

Bioactieve stoffen

Specifieke verbindingen in voedingsmiddelen die positieve effecten op het lichaam hebben, bovenop de pure voedingswaarde, en de stofwisseling in een vegetarische stofwisselingskuur gericht kunnen beïnvloeden.

Darmbarrière

De beschermlaag in de darm die voorkomt dat schadelijke stoffen in het lichaam komen en door extracten van geneeskrachtige planten kan worden versterkt, wat de opname van voedingsstoffen in een vegetarische stofwisselingskuur verbetert.

Flavanolen

Een subgroep van de flavonoïden die de vaatgezondheid kunnen verbeteren en zo de stofwisseling positief kunnen beïnvloeden, wat voordelig is in een vegetarische stofwisselingskuur.

Kruiden Stofwisseling Boosters (Vegetarisch)

Effectiviteit en concentratie van kruiden stofwisseling boosters in een vegetarisch dieet.

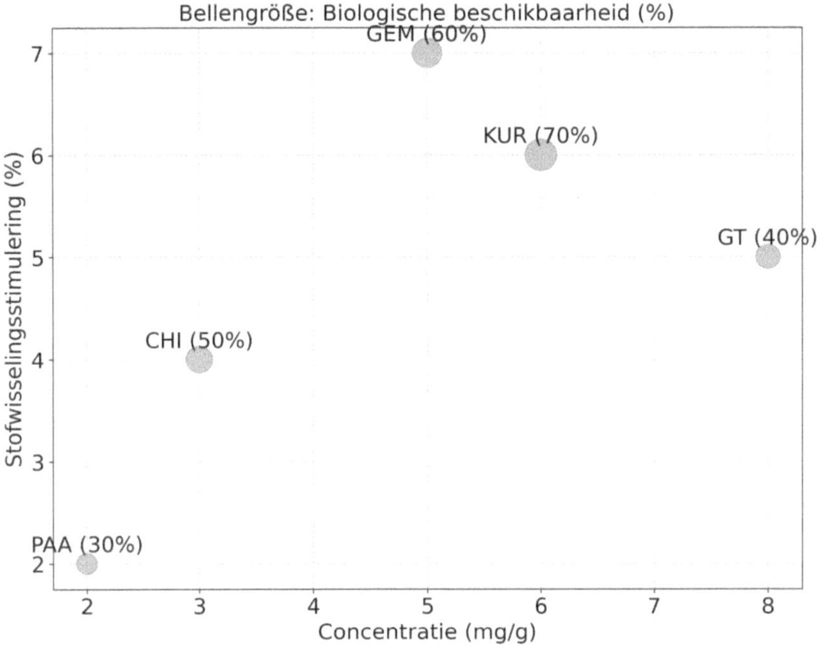

Blasengröße: Biologische beschikbaarheid (%)

CHI: Chili

GEM: Gember

GT: Groene Thee

KUR: Kurkuma

PAA: Paardenbloem

Gember vertoont een sterk effect ondanks een matige concentratie, wat suggereert dat het een hoge biologische beschikbaarheid heeft. Groene thee, hoewel sterk geconcentreerd, vertoont een milder effect, wat mogelijk wijst op een lagere absorptie of een mildere werking. Paardenbloem, met een lage concentratie en effect, is wellicht beter geschikt als aanvullende booster. Chili, ondanks de lage concentratie, vertoont een merkbaar effect, mogelijk vanwege de thermogene eigenschappen. Deze visualisatie suggereert dat concentratie alleen niet de effectiviteit bepaalt en dat andere factoren zoals biologische beschikbaarheid en individuele reacties een cruciale rol spelen.

Thermogene Voedingsmiddelen

Thermogene voedingsmiddelen stimuleren de warmteproductie in het lichaam en verhogen daardoor het energieverbruik. Dit effect, de zogenaamde thermogenese, helpt om meer calorieën te verbranden, zelfs in rustperiodes. [s67] De thermogenese wordt beïnvloed door verschillende factoren, waaronder de samenstelling van de voeding. Een dieet met een hoger aandeel thermogene voedingsmiddelen kan het rustenergieverbruik (REE) verhogen. [s68] Dit betekent dat het lichaam ook in rusttoestand meer energie verbrandt. Thermogene voedingsmiddelen werken op verschillende manieren. Sommige activeren het bruine vetweefsel, een speciaal vetweefsel dat warmte produceert. Andere verhogen de oxidatieve capaciteit van de spieren, wat de vetverbranding tijdens lichamelijke activiteit bevordert. [s67] Plantaardige extracten, rijk aan bioaktiven_substanzen, spelen hier een bijzondere rol. Ze activeren signaalroutes die de mitochondriale biogenese en de thermogene activiteit stimuleren. [s67] Mitochondriën zijn de energiecentrales van de cellen en een verhoogde mitochondriale activiteit leidt tot een hoger energieverbruik. De positieve effecten van thermogenese beperken zich niet alleen tot gewichtsreductie. Ze kunnen ook helpen om metabole stoornissen te verlichten en de algemene stofwisselingsgezondheid te verbeteren. [s67] Wie zijn stofwisseling op natuurlijke wijze wil stimuleren, kan dit bereiken door gerichte voedselkeuzes. Door de verhoogde consumptie van voedingsmiddelen met thermogene werking kan het energieverbruik worden verhoogd en de vetverbranding worden gestimuleerd. Toekomstig onderzoek zal zich richten op hoe deze bevindingen kunnen worden omgezet in concrete voedingsaanbevelingen om metabole ziekten effectief te voorkomen en tegen te gaan. [s67] Een dieet dat rijk is aan thermogene voedingsmiddelen kan dus een waardevol onderdeel zijn van een vegetarische stofwisselingskuur.

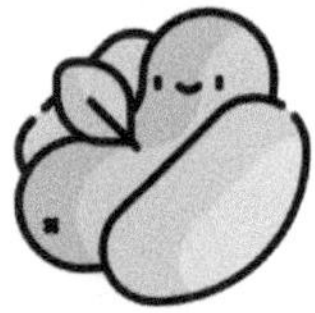

Goed om te weten

Metabole Stoornissen

Metabole stoornissen zijn aandoeningen die de stofwisseling van het lichaam beïnvloeden, zoals insulineresistentie of diabetes. Een vegetarische stofwisselingskuur kan helpen om metabole stoornissen te verbeteren door de stofwisseling te reguleren en de voedingsstofverwerking te optimaliseren.

Mitochondriale Biogenese

De mitochondriale biogenese is het proces van de vorming van nieuwe mitochondriën, de energiecentrales van de cellen. Een vegetarische stofwisselingskuur met focus op bepaalde voedingsstoffen kan de mitochondriale biogenese bevorderen, wat leidt tot een verhoogde energieproductie en een verbeterde stofwisseling.

Stofwisselingsgezondheid

Stofwisselingsgezondheid verwijst naar het optimale functioneren van alle stofwisselingsprocessen in het lichaam. Een vegetarische stofwisselingskuur, die gericht is op een evenwichtige voedingsinname en het stimuleren van de stofwisseling, kan de stofwisselingsgezondheid verbeteren en het risico op metabole ziekten verminderen.

Thermisch Effect van Veelvoorkomende Vegetarische Voedingsmiddelen

Thermogenese van geselecteerde voedingsmiddelen (relatieve schaal)

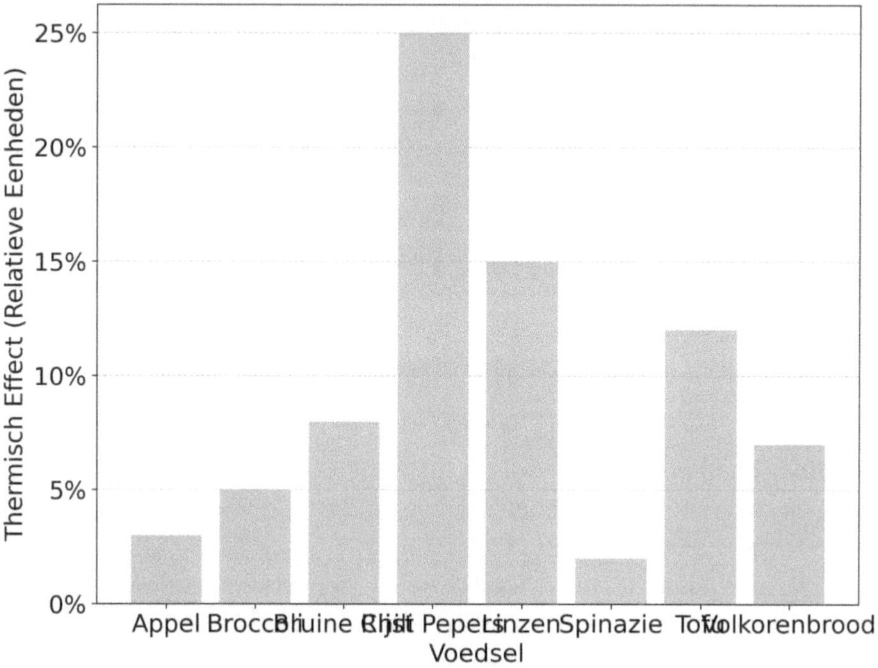

Appl: Appel	BR: Bruine Rijst
Broc: Broccoli	CP: Chili Pepers
Len: Linzen	Spin: Spinazie
Tofu: Tofu	WW: Volkorenbrood

Chili pepers vertonen het hoogste thermische effect van de genoemde voedingsmiddelen, waarschijnlijk door capsaïcine. Eiwitrijke voedingsmiddelen zoals linzen en tofu laten ook een opmerkelijk thermisch effect zien, terwijl koolhydraten zoals bruine rijst en volkorenbrood een matige impact hebben. Groenten en fruit vertonen over het algemeen een lager thermisch effect.

Concrete adviezen

- Verhoog uw stofwisselingsactiviteit door dagelijks een snufje cayennepeper aan uw eten toe te voegen.
- Drink 's ochtends een glas lauw water met vers geraspte gember en een scheutje citroensap om uw stofwisseling zachtjes te activeren.
- Verrijk uw smoothies met kurkuma en zwarte peper om de biologische beschikbaarheid van curcumine te verhogen en te profiteren van de ontstekingsremmende eigenschappen.
- Verfijn uw salades met vers gehakte kruiden zoals peterselie, koriander of munt om de spijsvertering te bevorderen en de stofwisseling te stimuleren.
- Experimenteer met kruidenmengsels van kaneel, kardemom en kruidnagel om uw gerechten een exotische toets te geven en tegelijkertijd de stofwisseling te ondersteunen.
- Bereid een kruidenthee van rozemarijn en tijm om de vetverbranding te stimuleren en de mentale helderheid te bevorderen.
- Voeg een paar druppels grapefruitzaadextract aan uw water toe om de darmflora te ondersteunen en de stofwisseling te optimaliseren.
- Integreer brandnetel in uw dieet door het als thee, soep of spinazie te bereiden om de stofwisseling een boost te geven en ontgifting te bevorderen.
- Gebruik paardenbloemwortel als koffievervanger om uw lever te ontgiften en de stofwisseling te ondersteunen.
- Drink dagelijks een mate-thee om uw energie te verhogen en de stofwisseling te stimuleren.
- Geniet na de maaltijd van een kop groene thee met een stuk donkere chocolade (minimaal 70% cacao), om de vetverbranding te bevorderen en de antioxidatieve werking te versterken.

4. 2 Dagsritme

Uw stofwisseling is nauw verbonden met uw dagritme. Onregelmatige slaap- en eetmomenten verstoren dit ritme en kunnen leiden tot stofwisselingsproblemen, verminderde slaapkwaliteit en een verhoogd risico op overgewicht. Ook de manier van voedselinname en de verdeling van maaltijden over de dag beïnvloeden uw stofwisseling en hormoonhuishouding aanzienlijk. Ontdek hoe u uw dagritme kunt optimaliseren en uw vegetarische stofwisselingskuur optimaal kunt ondersteunen.

Een regelmatige dagindeling met vaste slaap- en eetmomenten, afgestemd op het natuurlijke circadiane ritme, optimaliseert de stofwisseling en vermindert stress.

Slaapoptimalisatie

Slaap is essentieel voor een gezonde stofwisseling en de regeneratie van het lichaam. De synchronisatie van slaap- en eetmomenten speelt hierbij een cruciale rol. Door de voedselinname te beperken tot een bepaald dagvenster, onder andere door intermitterend vasten, kan de metabolische_gesundheit worden verbeterd [s69]. Eten gedurende de dag en vasten in de nacht ondersteunt de natuurlijke circadiaanse biologie, wat kan bijdragen aan een betere stofwisseling [s69]. Omgekeerd is nachtelijk eten geassocieerd met een verminderde slaapkwaliteit en -duur, wat het risico op overgewicht en gerelateerde ziekten verhoogt [s69]. Onregelmatige eetmomenten of kunstmatig licht verstoren de circadiaanse ritmes en kunnen leiden tot stofwisselingsziekten [s70]. De tijdgebonden voedselinname, waarbij de voedselinname tot een bepaald tijdvenster wordt beperkt, kan metabolische aandoeningen helpen voorkomen. Een eetvenster van 8 tot 10 uur heeft in studies positieve effecten op de metabolische gezondheid aangetoond, terwijl kortere vensters mogelijk op lange termijn niet vol te houden zijn [s71]. Het naleven van de circadiaanse ritmes bij de voedselinname is cruciaal om de gezondheidsvoordelen van tijdgebonden voedselinname te maximaliseren [s71]. Vastendiëten kunnen de slaapduur op vastendagen, vooral in de eerste weken, verhogen [s72]. De effecten op de slaapkwaliteit zijn echter inconsistent; sommige studies tonen geen significante veranderingen [s72]. Ramadan-vasten kan bijvoorbeeld leiden tot verhoogde vermoeidheid overdag en veranderde slaappatronen, zoals vertraagde slaap- en waaktijden [s72]. Vastendiëten kunnen onder bepaalde omstandigheden als aanvullende therapie bij slaapproblemen worden gebruikt [s72]. Regelmatige eetmomenten stabiliseren de circadiaanse ritmes en verbeteren de metabolische gezondheid [s70]. De interactie tussen circadiaanse ritmes en voedselinname is belangrijk voor het behoud van de gezondheid en ziektepreventie [s70]. Ook langer nachtelijk vasten kan een haalbare strategie zijn voor het verbeteren van de gezondheid en ziektepreventie

[s69]. Bij een vegetarisch dieet is het belangrijk om de voedingsinname tijdens de eetmomenten te waarborgen om het lichaam optimaal te voeden en de stofwisseling te ondersteunen. Het vermijden van laatavondmaaltijden en het vestigen van een regelmatig slaap-waakritme draagt bij aan een betere slaapkwaliteit en een gezonde stofwisseling. Een vast slaapritme, met voldoende slaap van ongeveer 7-8 uur per nacht, ondersteunt de regeneratie van het lichaam en de regulering van de hormoonhuishouding, wat op zijn beurt de stofwisseling positief beïnvloedt.

Goed om te weten

Intermitterend vasten

Intermitterend vasten is een voedingspatroon waarbij periodes van voedselinname afwisselend zijn met langere vastenperioden. In combinatie met een vegetarisch dieet kan dit de stofwisseling stimuleren en de vetverbranding bevorderen. Het is belangrijk om de vastenperioden aan te passen aan het eigen bioritme.

Stofwisselingsziekten

Stofwisselingsziekten zijn stoornissen in de stofwisseling van het lichaam die kunnen leiden tot problemen zoals overgewicht, diabetes of hart- en vaatziekten. Een vegetarische stofwisseldieet dat rekening houdt met het dagritme kan helpen het risico op dergelijke aandoeningen te verlagen.

Tijdgebonden voedselinname

Bij de tijdgebonden voedselinname wordt de voedselinname tot een bepaald tijdvenster op de dag beperkt. In combinatie met een vegetarisch dieet kan dit de stofwisseling positief beïnvloeden en gewichtsverlies ondersteunen. Het is belangrijk om de voedingsinname in dit tijdvenster te waarborgen.

Ideale slaapcyclusverdeling

Typische slaapfaseverdeling voor een geoptimaliseerd metabolisme.

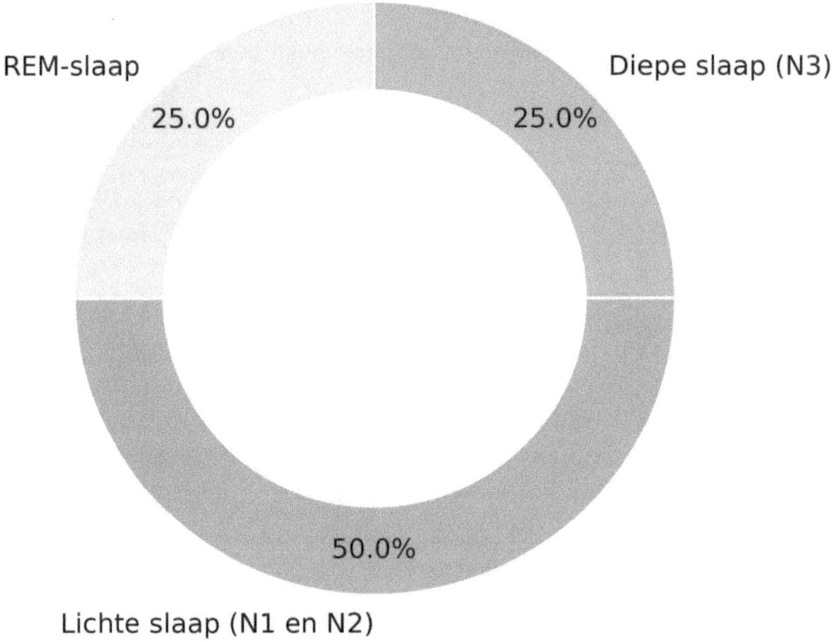

- DS: Diepe slaap (N3)
- LS: Lichte slaap (N1 en N2)
- REM: REM-slaap

Een evenwichtige slaapcyclus, zoals afgebeeld, prioriteert diepe slaap voor fysiek herstel en REM-slaap voor cognitieve functies. Deze verdeling ondersteunt metabolische processen en algeheel welzijn bij een vegetarisch dieet. Mogelijke onevenwichtigheden kunnen wijzen op de noodzaak van aanpassingen aan de slaaphygiëne.

Stressreductie

Stress beïnvloedt de stofwisseling en vice versa. Een verstoord dagritme, zoals dat door ploegendiensten of onregelmatige slaaptijden ontstaat, kan leiden tot oxidatieve stress en insulineresistentie [s73]. Oxidatieve stress beschadigt op zijn beurt cellen en weefsels en draagt bij aan de ontwikkeling van chronische ziekten. Om dit tegen te gaan, is het stabiliseren van het dagritme door regelmatige slaap- en eetmomenten centraal. Een gestructureerde dagelijkse routine, met vaste tijden voor maaltijden en slaap, kan het lichaam helpen zijn natuurlijke ritme terug te vinden en stresshormonen te reguleren. Een wandeling in de buitenlucht in de ochtend, die het lichaam helpt zich te oriënteren door het zonlicht, of een ontspannend avondritueel voor het slapengaan, zoals het lezen van een boek bij gedimd licht, kan helpen om het zirkadianen_rhythmus te stabiliseren. Ook de manier waarop we onze maaltijden over de dag verdelen, speelt een rol in onze stofwisseling en hormonale balans [s74]. Door de calorie-inname, vooral die van koolhydraten, te concentreren op de middag en vroege namiddag, kunnen we de insulineafgifte optimaliseren en bloedsuikerspiegels vermijden. Bovendien kan de volgorde waarin we de voedingsmiddelen binnen een maaltijd consumeren, de glykemische reactie beïnvloeden. Als je begint met vezelrijk groenten, gevolgd door eiwitrijke gerechten en uiteindelijk zetmeelrijke bijgerechten, kan dit bijdragen aan een stabielere bloedsuikerspiegel [s74]. Deze voedingsstrategie, waarbij de calorie-inname in tijd en samenstelling wordt aangepast, wordt chrononutrition genoemd en kan worden beschouwd als een aanvulling op een stressverminderende levensstijl.

Goed om te weten

Chrononutrition

Chrononutrition houdt zich bezig met de invloed van het tijdstip van voedselinname op de stofwisseling. In de context van een vegetarische stofwisselingskuur kan de gerichte verdeling van de voedingsinname over de dag, bijvoorbeeld door koolhydraatrijke maaltijden in de middag, de stofwisseling optimaliseren en gewichtsverlies bevorderen.

Glykemische Reactie

De glykemische reactie beschrijft hoe sterk een voedingsmiddel de bloedsuikerspiegel beïnvloedt. Bij een vegetarische stofwisselingskuur is het belangrijk om voedingsmiddelen met een lage glykemische reactie te kiezen, om bloedsuikerspiegels te vermijden en de stofwisseling stabiel te houden. De volgorde van de voedingsmiddelen binnen een maaltijd kan de glykemische reactie beïnvloeden.

Insulineresistentie

Insulineresistentie betekent dat de lichaamscellen niet meer voldoende reageren op het hormoon insuline, wat leidt tot verhoogde bloedsuikerspiegels. Een gestructureerd dagritme met vaste eetmomenten kan de insulinegevoeligheid verbeteren en zo de stofwisseling ondersteunen in het kader van een vegetarische stofwisselingskuur.

Dagelijkse stressverminderende activiteiten

Tijdsbesteding voor stressverminderende activiteiten.

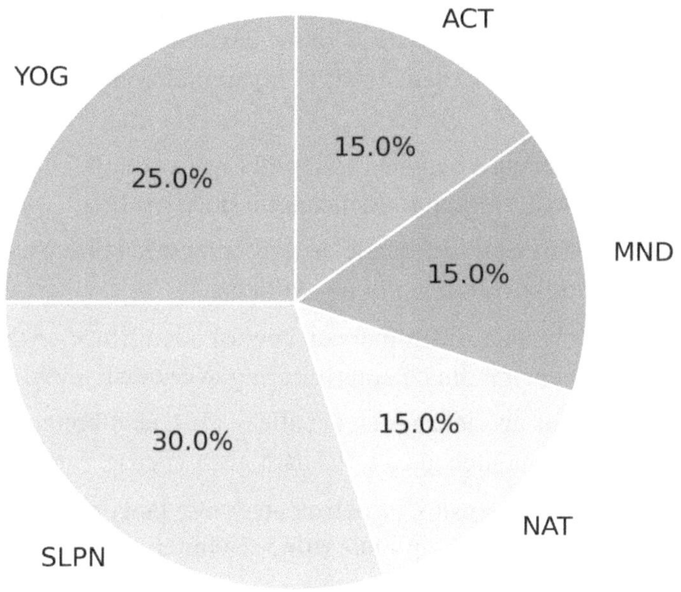

ACT: Actieve ontspanning (bijv. lichte oefeningen)

MND: Mindful eten en koken

NAT: Tijd in de natuur

SLPN: Slaap (7-8 uur)

YOG: Yoga en meditatie

Een evenwichtige benadering van stressvermindering is duidelijk, met een aanzienlijke focus op aandachtsoefeningen zoals yoga en meditatie. Voldoende slaap speelt een cruciale rol, terwijl actieve ontspanning en tijd in de natuur bijdragen aan het algehele welzijn. Deze verdeling suggereert een holistische benadering van stressmanagement, waarbij fysiek, mentaal en emotioneel welzijn worden opgenomen.

Concrete adviezen

- Synchroniseer uw dagritme met het zonlicht. Sta op met de zonsopgang en dim het licht 's avonds om uw interne klok af te stemmen.
- Eet uw hoofdmaaltijd wanneer de zon het hoogst staat. Zo benut u de natuurlijke energie van de dag optimaal voor de spijsvertering.
- Integreer een 'licht-maaltijd' in uw dag. Geniet bewust van een kleine portie van uw favoriete maaltijd bij zonlicht om de stofwisseling te stimuleren.
- Drink 's ochtends een glas water met wat zeezout. Dit ondersteunt de natuurlijke hormoonproductie en de stofwisseling.
- Beweeg ritmisch gedurende de dag. Integreer korte wandelingen of rek- en strekoefeningen in uw werkdag.
- Verbind uw maaltijden met een bewust ademritueel. Adem diep in en uit voor het eten om de spijsvertering te ondersteunen.
- Luister naar uw lichaam en eet alleen als u echt honger heeft. Negeer vaste eetmomenten als uw lichaam geen voedsel nodig heeft.
- Varieer uw eetvenster. Experimenteer met langere en kortere eetperiodes om uw optimale ritme te vinden.
- Creëer een vaste avondroutine. Een kopje kruidenthee en een goed boek helpen u om tot rust te komen en de slaap voor te bereiden.
- Breng het laatste uur voor het slapengaan in het donker of bij kaarslicht door. Dit bevordert de melatonineproductie en bereidt u voor op een herstellende slaap.
- Slaap in een volledig verduisterde kamer. Minimaliseer alle lichtbronnen om de slaapkwaliteit te optimaliseren.
- Word wakker zonder wekker. Laat uw lichaam zijn natuurlijke slaapritme vinden en profiteer van een herstellende nachtrust.

4. 3 Activeringsmethoden

Veranderingsapplicaties bieden diverse mogelijkheden om de vegetarische stofwisseling te optimaliseren. Verschillende voedingsstofcombinaties, de rotatie van fruit- en groentesoorten en variaties in de bereiding beïnvloeden de opname en benutting van voedingsstoffen. Een evenwichtige voorziening van alle essentiële voedingsstoffen en het vermijden van tekorten zijn centrale uitdagingen. Ademtechnieken aanvullen de vegetarische voeding en bieden extra manieren voor stofwisselingsregulatie. Gerichte ademhalingsoefeningen beïnvloeden de zuurstofopname en kunnen zo de energieproductie en verbranding van voedingsstoffen ondersteunen. Ontspanningstechnieken verminderen stress, die de stofwisseling negatief kan beïnvloeden. Ontdek hieronder hoe u deze methoden effectief in uw vegetarische dagelijks leven kunt integreren en uw stofwisselingsprocessen duurzaam kunt verbeteren.

Afwisseling is de sleutel tot metabolismeoptimalisatie: varieer je vegetarische voeding door doelbewust te wisselen van voedingsmiddelen, voedingsstofgroepen, bereidingswijzen en vul deze aan met diverse adem- en ontspanningstechnieken.

Wisseltoepassingen

Wisseltoepassingen in de context van een vegetarisch dieet kunnen verschillende positieve effecten op de stofwisseling hebben. Het gaat hierbij niet om een constante afwisseling tussen vegetarisch en niet-vegetarisch dieet, maar om variaties *binnen* het vegetarische voedingsschema. Door gericht bepaalde voedselgroepen of voedingsstoffen te variëren, kunnen stofwisselingsprocessen geoptimaliseerd worden en kan er tegen ontstekingsprocessen worden opgetreden [s75]. Een benadering is om de inname van bepaalde macronutriënten, zoals koolhydraten en eiwitten, op verschillende dagen te variëren. Zo kan de focus op sommige dagen liggen op komplexen_kohlenhydraten uit volle granen, peulvruchten en groenten, terwijl op andere dagen eiwitrijke voedingsmiddelen zoals tofu, tempeh, noten en zaden centraal staan. Deze cyclische aanpassing van de voedingsinname kan de stofwisseling stimuleren en tegelijkertijd eenzijdige voeding voorkomen. Een ander aspect van wisseltoepassingen betreft de gerichte rotatie van verschillende groenten en fruitsoorten binnen de vegetarische voeding. Het lichaam profiteert zo van een breed scala aan vitaminen, mineralen en sekundaeren_pflanzenstoffen. Kruisbloemige groenten zoals broccoli en bloemkool bevatten bijvoorbeeld glucosinolaten, die ontgiftende eigenschappen worden toegeschreven, terwijl bessen rijk zijn aan antioxidanten. Door regelmatig te roteren binnen deze voedselgroepen wordt de voedingsinname geoptimaliseerd en de positieve invloed op de stofwisseling gemaximaliseerd. Bovendien kan de afwisseling tussen rauwe en gekookte voedingsmiddelen de bio-beschikbaarheid van bepaalde voedingsstoffen beïnvloeden. Zo is bijvoorbeeld het vetoplosbare lycopeen in gekookte tomaten beter beschikbaar dan in rauwe.

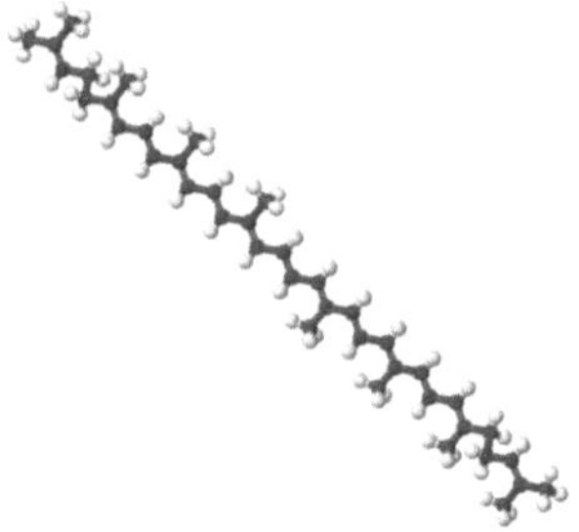

Lycopeen [i39]

Wisseltoepassingen kunnen ook de opname van ijzer en zink verbeteren, twee voedingsstoffen die in vegetarische diëten soms kritisch kunnen zijn. Door de combinatie van ijzerrijke voedingsmiddelen zoals linzen met vitamine C-rijke voedingsmiddelen zoals paprika, wordt de ijzeropname verhoogd. Fytinezuur, dat in granen en peulvruchten voorkomt, kan de zinkopname remmen. Door deze voedingsmiddelen te weken, te laten kiemen of te fermenteren, kan het fytinezuurgehalte worden verlaagd en de zinkbeschikbaarheid verbeterd. Deze strategieën van wisseltoepassing helpen om een adequate inname van alle essentiële voedingsstoffen te waarborgen. Ook de bereidingswijze biedt mogelijkheden voor wisseltoepassingen. Stomen, bakken, grillen of blancheren – elke bereidingsmethode verandert de voedingswaarde en verteerbaarheid van voedingsmiddelen. Variatie in de bereiding zorgt niet alleen voor smaakvariëteit, maar draagt ook bij aan een optimale opname van voedingsstoffen. De combinatie van verschillende bereidingswijzen maakt het mogelijk om de voordelen van elke methode te benutten. Zo blijven bij stomen veel wateroplosbare

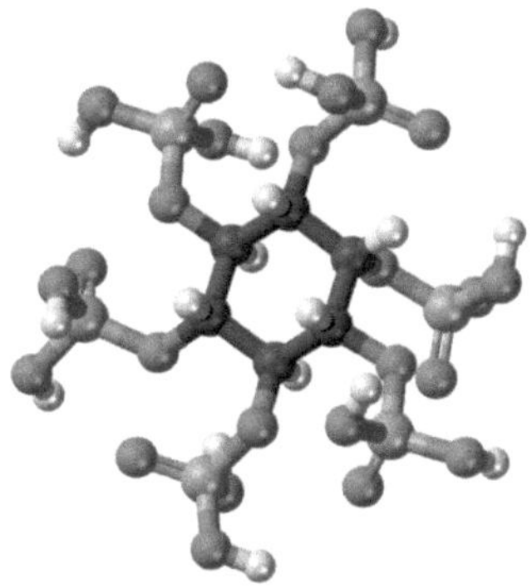

Fytinezuur [i40]

vitaminen behouden, terwijl bij bakken smaakvolle geroosterde aroma's ontstaan. Het is belangrijk om de verschillende bereidingsmethoden gedurende de week af te wisselen, om een zo breed mogelijke scala aan voedingsstoffen op te nemen en de stofwisseling optimaal te ondersteunen.

Goed om te weten

Bio-beschikbaarheid

De bio-beschikbaarheid geeft aan hoe goed het lichaam voedingsstoffen uit voedsel kan opnemen, wat cruciaal is voor de effectiviteit van de stofwisselingskuur.

Cyclische Aanpassing

De cyclische aanpassing van de voedingsinname voorkomt tekorten en ondersteunt de stofwisseling.

Fytinezuur

Fytinezuur kan de opname van mineralen remmen, daarom is het belangrijk om het te verminderen door te weken of te laten kiemen.

Lycopeen

Lycopeen is een antioxidant dat in tomaten voorkomt en beter door het lichaam kan worden opgenomen na het koken.

Macronutriënten

Koolhydraten, eiwitten en vetten zijn macronutriënten die in de vegetarische stofwisselingskuur in variërende hoeveelheden worden opgenomen om de stofwisseling te stimuleren.

Wisseltoepassingen

Wisseltoepassingen helpen de stofwisseling te stimuleren door verschillende voedingsstoffen aan te bieden en de variëteit van voedingsmiddelen positief te beïnvloeden.

Effectiviteit van Vegetarische Overgangsmethoden

Vergelijking van verschillende benaderingen voor het aannemen van een vegetarisch dieet

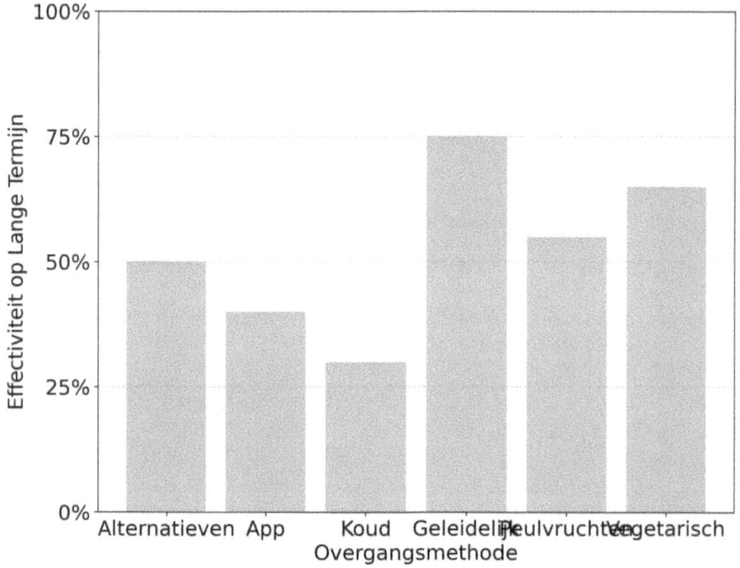

Alt: Vleesalternatieven

App: Vegetarische Apps

Geleidelijk: Geleidelijk Minder Vlees

Koud: Koud Turkije

Peulvruchten: Vervangen door Peulvruchten

Vegetarisch: Vegetarische Dagen

Geleidelijke overgangen lijken duurzamer te zijn, waarbij de methoden 'Geleidelijk Minder Vlees' en 'Vegetarische Dagen' een hogere effectiviteit laten zien. Hoewel 'Koud Turkije' aanvankelijk succes laat zien, suggereert de lagere effectiviteit op lange termijn dat het voor veel mensen moeilijk kan zijn om vol te houden. Het focussen op specifieke voedselgroepen, zoals het vervangen van vlees door peulvruchten of het verkennen van vleesalternatieven, kunnen ook relatief effectieve strategieën zijn.

Ademhalingstechnieken

Ademhalingstechnieken bieden diverse mogelijkheden om de stofwisseling positief te beïnvloeden en de effecten van een vegetarisch dieet aan te vullen. Ademhalingsoefeningen, te vergelijken met de eerder genoemde variaties in het voedingsplan, kunnen doelgericht worden ingezet om de zuurstofopname en -verwerking in het lichaam te optimaliseren. Bepaalde ademhalingstechnieken, zoals de in yoga beoefende Ujjayi-ademhaling, bevorderen een verhoogd zuurstofverbruik en kunnen daardoor de metabolische efficiëntie verhogen [s76]. Dit effect is vergelijkbaar met de stimulatie van de stofwisseling door de cyclische aanpassing van de voedingsinname. Door bewuste controle van de ademhaling kan de zuurstoftoevoer naar het lichaam worden verbeterd, wat op zijn beurt de energieproductie in de cellen en de verbranding van voedingsstoffen ondersteunt. Diepe, langzame ademhalingen bevorderen ontspanning en kunnen de bloeddruk verlagen [s77]. Dit is bijzonder voordelig in de context van een vegetarisch dieet, aangezien dit vaak gepaard gaat met een lagere bloeddruk. Ademhalingstechnieken kunnen dus bijdragen aan het handhaven van de bloeddruk binnen een gezond bereik. Naast de Ujjayi-ademhaling bestaan er andere technieken, zoals de Wisselademhaling (Nadi Shodhana) of de Buikademhaling, die verschillende effecten op het lichaam hebben en afhankelijk van de behoefte kunnen worden ingezet. Terwijl de Ujjayi-ademhaling de stofwisseling stimuleert, heeft de buikademhaling een kalmerend en stressverlagend effect. Door dergelijke ademhalingsoefeningen regelmatig in de dagelijkse routine op te nemen – bijvoorbeeld 's ochtends na het opstaan of 's avonds voor het slapengaan – kan dit op lange termijn bijdragen aan een verbetering van de stofwisseling en het algemene welzijn. De combinatie van asana's (lichaamsbewegingen), pranayama (ademhalingstechnieken) en meditation leidt tot een diepe ontspanning en kan, in tegenstelling tot de geïsoleerde Ujjayi-ademhaling, het zuurstofverbruik verminderen [s76]. Deze combinatie heeft dus een meer regenererend effect en kan bijvoorbeeld na een intensieve training of aan het einde van een vermoeiende dag worden beoefend om het lichaam te ondersteunen bij het herstel. Net als bij de variatie van voedingsmiddelen en bereidingswijzen biedt ook de diversiteit van ademhalingstechnieken de mogelijkheid om de individuele behoeften van het lichaam gericht aan te pakken en de stofwisseling holistisch te ondersteunen. Door de gerichte selectie en combinatie van ademhalingsoefeningen kan een synergistisch effect met de vegetarische voedingswijze worden bereikt, wat de gezondheid en het welzijn bevordert.

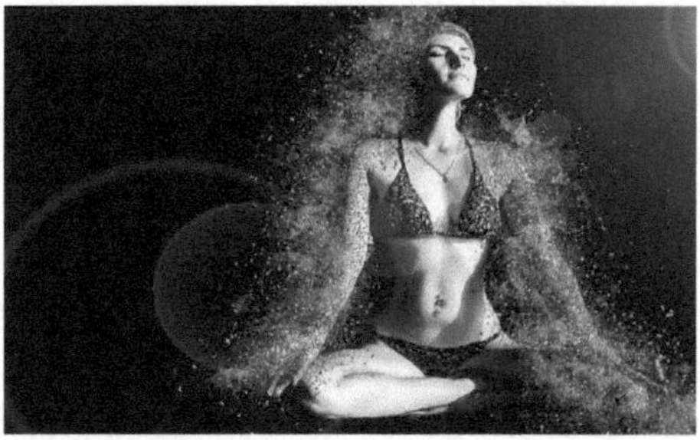

Asana [i41]

Goed om te weten

Buikademhaling

De buikademhaling bevordert ontspanning en vermindert stress, wat een positieve invloed kan hebben op de hormoonhuishouding en de stofwisseling tijdens een vegetarische stofwisselingskuur.

Ujjayi-ademhaling

De Ujjayi-ademhaling kan de stofwisseling stimuleren door verhoogd zuurstofverbruik en zo de vetverbranding in het kader van een vegetarische stofwisselingskuur ondersteunen.

Wisselademhaling

De wisselademhaling (Nadi Shodhana) harmoniseert de energiestroom in het lichaam en kan zo de opname van voedingsstoffen uit de vegetarische voeding verbeteren.

Ademhalingsfrequentie en Stofwisselingssnelheid

Correlatie tussen ademhalingsfrequentie en stofwisselingssnelheid tijdens verschillende ademhalingsoefeningen.

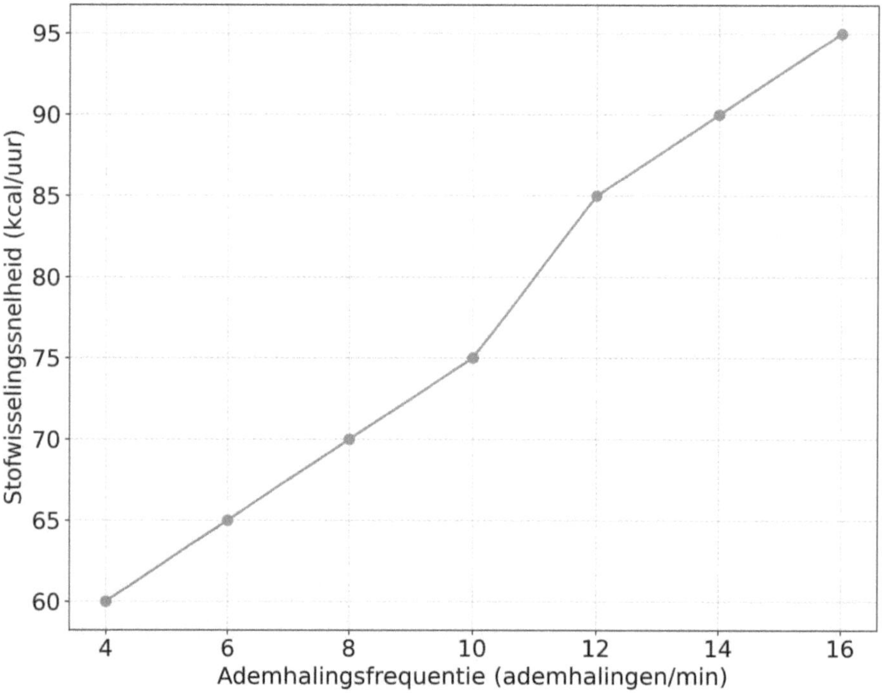

Langzamere, diepere ademhalingstechnieken zoals box breathing correleren met een lagere stofwisselingssnelheid, wat wijst op een staat van ontspanning. Snellere, ondiepere ademhalingstechnieken zoals stimulerende ademhaling correleren met een hogere stofwisselingssnelheid, wat duidt op verhoogde activiteit. Dit suggereert dat bewuste controle van de ademhaling de stofwisselingsactiviteit kan beïnvloeden.

Ontspanningsoefeningen

Ontspanningsoefeningen aanvullen de reeds beschreven activeringsmethoden en de vegetarische voeding door gericht stress te verminderen en het innerlijke evenwicht te bevorderen. Meditatie, die verschillende technieken omvat zoals Contemplatie, gefocuste aandacht of meditatieve beweging, werkt op meerdere niveaus – van de zintuigen tot de emoties [s78]. Het kan helpen om innerlijke rust te vinden en stress te verminderen, wat op zijn beurt positieve effecten heeft op de stofwisseling en het algemene welzijn [s78]. Regelmatig mediteren kan niet alleen de bloeddruk en hartslag verlagen, maar ook de hersenfunctie en aandacht verbeteren [s78]. Een voorbeeld hiervan is de loopmeditatie, waarbij de aandacht bewust gericht is op het bewegingspatroon en de sensaties in het lichaam. Op de lange termijn kan meditatie zelfs leiden tot een toename van de grijze stof in de hersenen, wat correleert met een verbeterde cognitieve prestatie [s78]. Ook de telomerase-activiteit, die in verband wordt gebracht met het vertragen van het verouderingsproces, wordt bevorderd door meditatie [s78]. Naast meditatie bieden ook yoga-gebaseerde interventies, die ademhalingsoefeningen, lichaamshoudingen (asana's) en meditatie combineren, mogelijkheden voor stressreductie en verbetering van de parasympathische tonus [s79]. Studies tonen aan dat dergelijke praktijken depressieve symptomen kunnen verlichten en de emotionele regulatie kunnen verbeteren [s79]. Het gericht cultiveren van positieve emoties, bijvoorbeeld door meditatie met medeleven, kan de vagustonus verhogen en de emotionele verbinding versterken [s79]. Net zoals de variatie in voedingsstoffen en bereidingswijzen bij de vegetarische voeding, biedt de diversiteit aan ontspanningstechnieken een breed scala aan mogelijkheden om rekening te houden met de individuele behoeften en lichaam en geest in balans te brengen. De integratie van ontspanningsoefeningen in het dagelijks leven – of het nu gaat om korte meditatiesessies, yoga-praktijken of aandachtige momenten gedurende de dag – kan zo een waardevolle bijdrage leveren aan de holistische gezondheid en een evenwichtige stofwisseling.

Goed om te weten

Contemplatie

Contemplatie, een vorm van meditatie, kan de aandacht voor honger- en verzadigingsgevoelens bevorderen en zo bijdragen aan een bewustere voedselinname tijdens de stofwisselingskuur.

Meditatie met medeleven

Meditatie met medeleven kan positieve emoties bevorderen, stress verminderen en zo de hormonale balans stabiliseren, wat het succes van de vegetarische stofwisselingskuur ondersteunt.

Parasympathicus

De parasympathicus is een deel van het autonome zenuwstelsel dat verantwoordelijk is voor ontspanning en regeneratie. Door ontspanningsoefeningen wordt hij gestimuleerd, wat de spijsvertering en stofwisseling positief beïnvloedt.

Vagustonus

De vagustonus beschrijft de activiteit van de vagus zenuw, een belangrijk onderdeel van de parasympathicus. Een verhoogde vagustonus heeft een positief effect op de stressregulatie en het verzadigingsgevoel, wat voordelig is bij een vegetarische stofwisselingskuur.

Ontspanning vs. Activering (Vegetarisch Metabolisme)

Impact van ontspanningstechnieken op metabole activeringsniveaus.

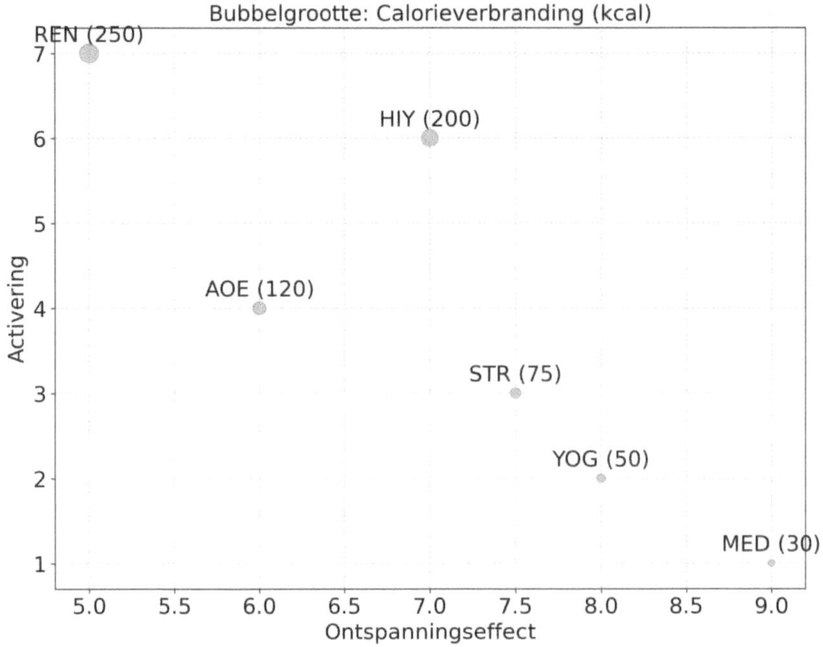

Blasengröße: Calorieverbranding (kcal)

AOE: Ademhalingsoefeningen

HIY: High-Intensity Yoga

MED: Meditatie

REN: Rennen

STR: Stretchen

YOG: Yoga

Zachte activiteiten zoals Yoga en Meditatie tonen een sterke positieve correlatie met ontspanning en minimale metabole activering. Daarentegen verhogen activiteiten met hoge intensiteit, ondanks dat ze bijdragen aan ontspanning, de metabole activering aanzienlijk. Dit suggereert dat voor een optimale metabole balans bij een vegetarisch dieet een combinatie van zowel zachte als intense ontspanningsmethoden gunstig kan zijn. Het prioriteren van oefeningen met een lagere intensiteit kan vooral nuttig zijn voor diegenen die de metabole belasting willen verminderen en tegelijkertijd de ontspanning willen maximaliseren.

Concrete adviezen

- "Verander tussen intensieve en zachte bewegingsvormen zoals yoga en krachttraining om je stofwisseling flexibel te houden.
- Experimenteer met de volgorde van je maaltijden. Ontbijt bijvoorbeeld hartig en houd het avondeten licht om nieuwe stofwisselingsprikkels te creëren.
- Integreer een dagelijkse borstelmassage in je routine om de doorbloeding en de lymfestroom te stimuleren en zo de stofwisseling te activeren.
- Varieer je bedtijden minimaal binnen de week om het lichaam aan wisselende ritmes te laten wennen en de stofwisselingsflexibiliteit te bevorderen.
- Maak gebruik van de kracht van muziek. Luister naar ritmische muziek tijdens het koken en eten om je stemming en je stofwisseling positief te beïnvloeden.
- Creëer een geuranker. Verbind een bepaalde geur met je maaltijden

Terugblik - 4. Stofwisselingsoptimalisatie

Een vegetarisch metabolismeprogramma biedt u de kans om uw gezondheid en welzijn duurzaam te verbeteren. De sleutel tot succes ligt in een holistische benadering die naast voeding ook aspecten zoals slaap, stressmanagement en bewuste ademhaling in overweging neemt. Begin met het optimaliseren van uw voeding door te kiezen voor een verscheidenheid aan plantaardige voedingsmiddelen. Integreer thermogene specerijen zoals chili, gember, kurkuma en kaneel in uw maaltijden om uw metabolisme te stimuleren. Let echter op een gematigd gebruik, vooral bij specerijen met potentieel problematische ingrediënten. Focus op complexe koolhydraten uit volle granen, peulvruchten en groenten, evenals eiwitrijke bronnen zoals tofu, tempeh, noten en zaden. Varieer uw voedselinname door bijvoorbeeld af te wisselen tussen dagen met een hogere koolhydraatinname en dagen met een hogere eiwitinname. Ook de bereiding speelt een rol: experimenteer met verschillende kookmethoden om de bio-beschikbaarheid van voedingsstoffen te optimaliseren en variatie in uw menu te brengen. Zo zorgt u ervoor dat u alle essentiële voedingsstoffen in voldoende hoeveelheden binnenkrijgt.

Naast voeding speelt de slaapkwaliteit een cruciale rol in uw metabolisme. Stel een regelmatig slaap-waakritme in en zorg voor voldoende slaap van ongeveer 7-8 uur per nacht. Tijdgebonden voedselinname, bijvoorbeeld door intermittent vasten, kan uw metabolische gezondheid verder ondersteunen. Vermijd late avondmaaltijden en concentreer uw voedselinname op een gedefinieerd tijdsvenster van 8-10 uur per dag. Dit helpt u niet alleen om uw metabolisme te reguleren, maar ook om uw natuurlijke circadiane ritme te stabiliseren.

Stressmanagement is een andere belangrijke factor voor metabolismeoptimalisatie. Integreer ontspanningstechnieken zoals meditatie, yoga of mindful wandelen in de natuur in uw dagelijkse routine. Ook bewuste ademhalingsoefeningen, zoals buikademhaling of afwisselende ademhaling, kunnen u helpen om stress te verminderen en uw innerlijke balans te versterken. Zorg voor een gestructureerde dagelijkse routine met vaste tijden voor maaltijden, slaap en ontspanning. Zo kunt u uw lichaam ondersteunen bij het terugvinden van zijn natuurlijke ritme en het reguleren van stresshormonen.

De uitvoering van deze aanbevelingen kan variëren afhankelijk van uw individuele levensomstandigheden en voorkeuren. Begin geleidelijk en concentreer u eerst op de gebieden die het gemakkelijkst voor u zijn. Wees geduldig met uzelf en sta ook terugslagen toe. Het is belangrijk dat u op de lange termijn een levensstijl ontwikkelt die bij u past en u helpt uw metabolische gezondheid duurzaam te verbeteren. Met een holistische benadering die voeding, slaap, stressmanagement en bewuste ademhaling verenigt, kunt u uw metabolismeprogramma succesvol vormgeven en uw levenskwaliteit verhogen. U zult meer energie, verbeterde concentratie en een verhoogd welzijn ervaren.

5. Langetermijnsucces

Hoe vaak heeft u al een dieet begonnen, om kort na het succes weer in oude gewoonten terug te vallen? De sleutel tot blijvende gewichtsreductie ligt niet in tijdelijke onthouding, maar in de systematische aanpassing van de voeding. Een vegetarisch metabolismekuur biedt daarbij het ideale kader voor duurzame veranderingen. De nieuwe routines worden stap voor stap in het dagelijks leven geïntegreerd en stabiliseren de stofwisseling op natuurlijke wijze. Wat u in de komende dertig dagen leert, zal uw relatie met voeding fundamenteel veranderen.

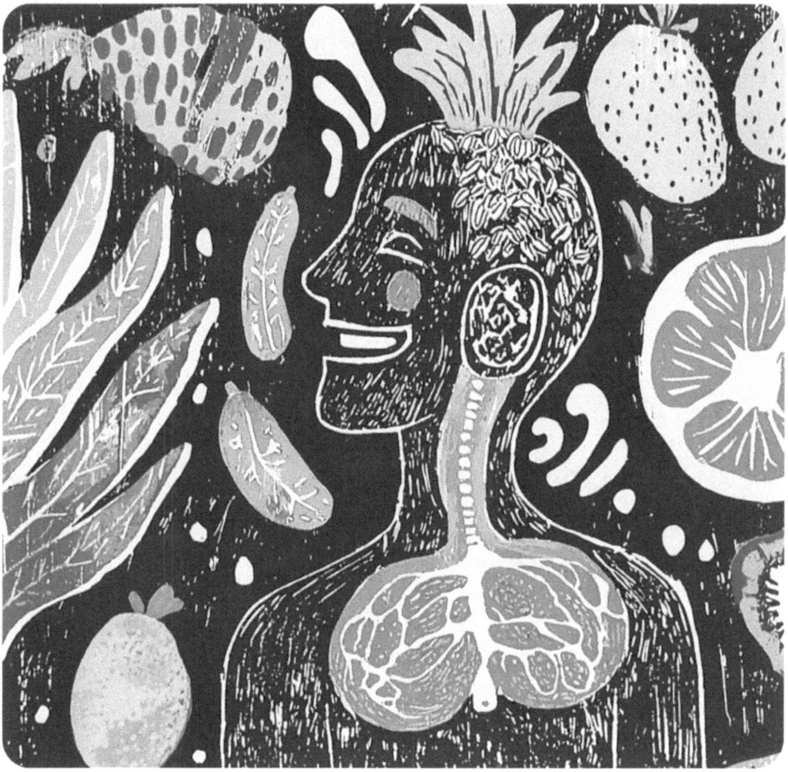

5. 1 Dertigdagenconcept

Een 30-dagenprogramma biedt structuur en ondersteunt de vestiging van nieuwe vegetarische eetgewoonten in het kader van een metabolische kuur. De tijdsbeperking bevordert de motivatie en helpt om eerste successen zichtbaar te maken, waardoor de discipline wordt versterkt. Tegelijkertijd brengt een dergelijke aanpak uitdagingen met zich mee, zoals het omgaan met dagelijkse obstakels of de optimale integratie van nieuwe recepten en voedingsmiddelen. De bewuste waarneming van het eigen lichaam en de reacties daarop op de voedingsverandering maakt individuele aanpassingen mogelijk. Zo kunt u op de lange termijn een gezonder eetgedrag ontwikkelen en de vegetarische metabolische kuur optimaal afstemmen op uw persoonlijke behoeften. Ontdek in het volgende hoofdstuk hoe u de 30-dagenuitdaging succesvol kunt doorstaan en op de lange termijn kunt profiteren van een vegetarisch dieet.

30 dagen zijn genoeg om nieuwe gewoonten te vestigen en de basis te leggen voor een langdurige voedingsverandering.

30 Dagen Uitdaging

Een 30-dagenprogramma, speciaal in de context van een vegetarische stofwisselingskuur, biedt structuur en ondersteunt de vestiging van nieuwe eetgewoonten. De tijdsbeperking bevordert de motivatie en helpt om eerste successen zichtbaar te maken, wat op zijn beurt de discipline versterkt. Dit positieve terugkoppelingseffect kan de kans vergroten om de voedingsverandering op lange termijn vol te houden. Een dergelijke gestructureerde aanpak kan ook helpen om moeilijkheden en obstakels in het dagelijks leven te overwinnen. Door de focus op een vastgestelde periode kunnen nieuwe recepten en bereidingsmethoden systematisch worden uitgeprobeerd om de vegetarische voeding optimaal in het dagelijks leven te integreren. Zo zou men bijvoorbeeld in de eerste week elke dag een nieuw vegetarisch ontbijt kunnen uitproberen, in de tweede week nieuwe lunches, enzovoort. Dit zorgt niet alleen voor afwisseling op het menu, maar men leert tegelijkertijd waardevolle kookvaardigheden en ontdekt diverse smaken. Een ander voordeel van een 30-dagenprogramma ligt in de mogelijkheid om het eigen lichaam en de reacties daarop op de nieuwe voeding bewust waar te nemen. Hoe beïnvloedt de vegetarische voeding het energieniveau, de spijsvertering of het algemene welzijn? Door regelmatig deze aspecten te reflecteren, kunnen individuele aanpassingen worden gedaan en kan de voeding optimaal worden afgestemd op de persoonlijke behoeften. De bewuste confrontatie met de eigen eetgewoonten leidt tot een verhoogd bewustzijn van de verbanden tussen

voeding en gezondheid. Zo kan een 30-dagenprogramma ook bijdragen aan het ontwikkelen van een gezonder eetgedrag op lange termijn. Studies tonen aan dat zelfs kortdurende veranderingen in de voeding, zoals een verhoogde inname van plantaardige voedingsmiddelen, positieve effecten kunnen hebben op de bloeddruk en cholesterolwaarden. Deze kennis kan bovendien motiveren en de uitvoering van de vegetarische stofwisselingskuur ondersteunen. De ervaring uit een dergelijk programma kan dienen als fundament voor een langdurige en duurzame voedingsverandering.

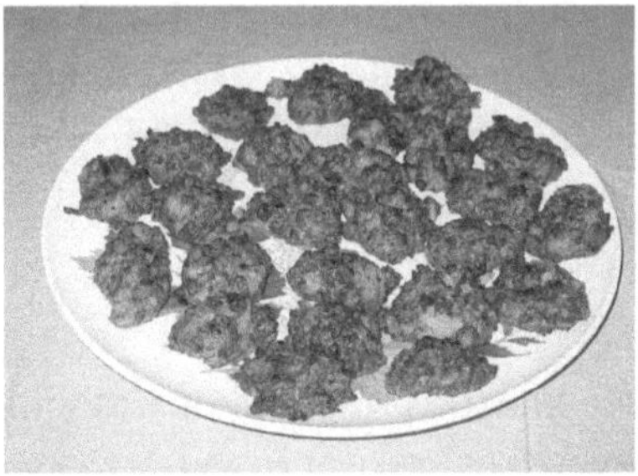

Recepten [i42]

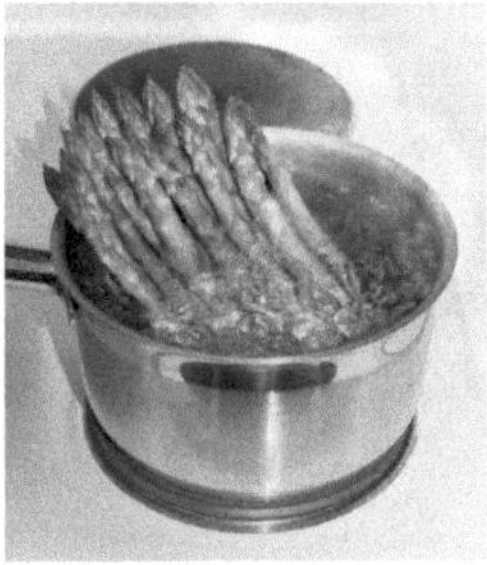

Kooktechnieken [i43]

Voortgang van de 30-daagse vegetarische metabolische reset

Gesimuleerde trends in gewicht en energieniveau tijdens een 30-daagse vegetarische metabolische reset.

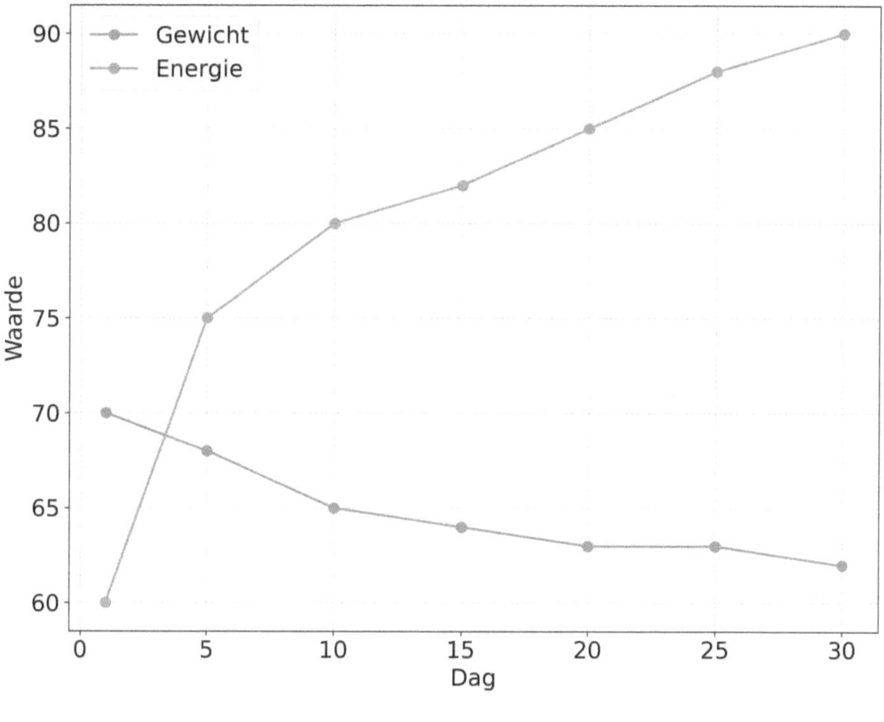

De gegevens suggereren een positieve correlatie tussen tijd en energieniveaus, wat duidt op een verhoogde vitaliteit naarmate het programma vordert. Het gewicht vertoont een initiële afname, gevolgd door een periode van stabilisatie, mogelijk als gevolg van aanpassing aan het nieuwe dieet.

Overgangsvormgeving

De overgangsfase naar een vegetarisch dieet binnen het kader van een stofwisselingskuur vereist een doordachte aanpak. Een abrupte verandering kan leiden tot spijsverteringsproblemen, voedingsdeficiënties of verlies van motivatie. In plaats daarvan is het aan te raden om de eetgewoonten geleidelijk aan te passen. Begin bijvoorbeeld met het vervangen van vlees en vis door vegetarische alternatieven op bepaalde dagen van de week. Verhoog langzaam de frequentie van deze vegetarische dagen. Op deze manier kan het lichaam wennen aan de gewijzigde voedingssamenstelling. Tegelijkertijd is het raadzaam om zich te verdiepen in de basisprincipes van de vegetarische voeding. Informeer uzelf over verschillende eiwitbronnen zoals peulvruchten, tofu of noten en integreer deze regelmatig in uw maaltijdplanning. Let vooral op een voldoende inname van micronutriënten zoals vitamine B12, ijzer en omega-3-vetzuren, die in dierlijke producten in grotere hoeveelheden voorkomen. Deze voedingsstoffen kunnen worden verkregen via speciale voedingsmiddelen, zoals verrijkte plantaardige melk of algen, of eventueel via nahrungsergaenzungsmittel. De planning van de maaltijden speelt ook een belangrijke rol in de overgangsfase. Maak weekplannen met gevarieerde vegetarische gerechten. Dit vergemakkelijkt niet alleen de boodschappen, maar helpt ook om ongezonde snacks te vermijden. Experimenteer met nieuwe recepten en kruiden om de vegetarische keuken veelzijdig en smakelijk te maken. U kunt bijvoorbeeld peulvruchten gebruiken in soepen, stoofschotels of salades, of tofu op verschillende manieren bereiden, zoals gebakken, gegrild of gemarineerd. Een goed geplande voeding ondersteunt de aanpassing van de stofwisseling aan de vegetarische voeding en voorkomt mogelijke tekorten. Naast de aanpassing van de voeding kunnen aanvullende maatregelen de overgang vergemakkelijken. Uitwisseling met gelijkgestemden, bijvoorbeeld in online forums of zelfhulpgroepen, biedt motivatie en praktische tips. Ook kookcursussen of voedingsadviezen kunnen waardevolle ondersteuning bieden. Ze bieden niet alleen kennis over vegetarische voeding, maar helpen ook om individuele uitdagingen aan te gaan. Een zorgvuldige omgang met het eigen lichaam is in de overgangsfase bijzonder belangrijk. Let op signalen zoals honger en verzadiging en pas uw voeding dienovereenkomstig aan. Documenteer uw eetgewoonten en observeer hoe de vegetarische voeding uw welzijn beïnvloedt. Op deze manier kunt u uw voeding individueel optimaliseren en de overgang naar een vegetarische levensstijl succesvol maken.

Goed om te weten

Overgangsfase

Binnen het dertig-dagen-concept is de overgangsfase de geleidelijke overstap naar een vegetarisch dieet, om het lichaam aan de nieuwe voedingsvorm te laten wennen en tekorten te voorkomen.

Voedingsdeficiëntie

Een voedingsdeficiëntie binnen een vegetarische stofwisselingskuur kan ontstaan wanneer belangrijke voedingsstoffen zoals vitamine B12, ijzer of omega-3-vetzuren niet voldoende via de voeding worden opgenomen. Een gerichte voedselkeuze en eventueel voedingssupplementen zijn belangrijk om tekorten te voorkomen.

Verdeling van de 30-daagse vegetarische metabolische optimalisatiefase

Fase-uitsplitsing van een 30-daags vegetarisch metabolisch programma.

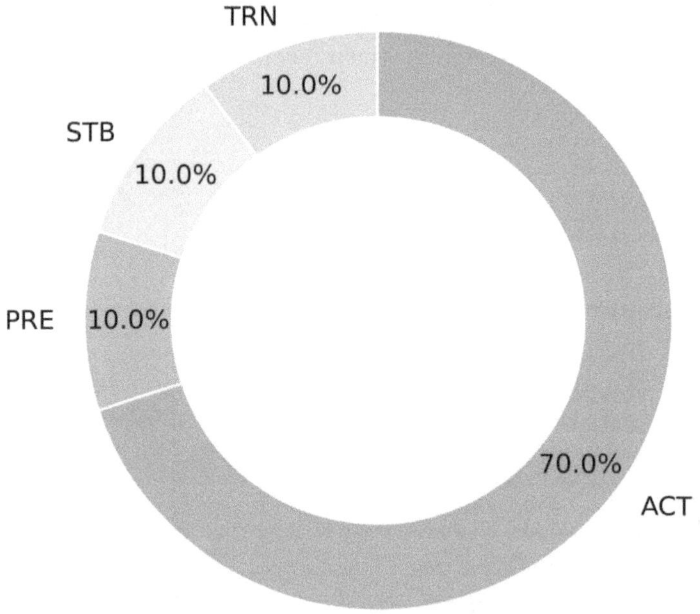

ACT: Actieve Fase

PRE: Voorbereidingsfase

STB: Stabilisatiefase

TRN: Overgangsfase

Het grootste deel van het programma is gewijd aan de 'Actieve Fase', met de nadruk op consistente naleving van het dieet en metabolische ondersteuning. De 'Voorbereidingsfase' zorgt voor een soepelere overgang naar het programma, terwijl de 'Stabilisatiefase' zich richt op het behouden van resultaten op lange termijn en het voorkomen van gewichtstoename. De kortere 'Overgangsfase' overbrugt de kloof tussen actief gewichtsverlies en onderhoud op lange termijn.

Succescontrole

Succescontrole bij een vegetarische stofwisselingskuur van 30 dagen omvat verschillende strategieën die u helpen uw voortgang te volgen en uw motivatie hoog te houden. De documentatie van uw voeding speelt een centrale rol. Noteer uw dagelijkse maaltijden, waaronder hoeveelheden en ingrediënten, om uw voedingsinname in de gaten te houden en indien nodig aanpassingen te maken. Dit kan u helpen patronen in uw eetgewoonten te herkennen en ongunstige tendensen, zoals een tekort aan bepaalde voedingsstoffen, vroegtijdig te identificeren. Daarnaast kunt u ook regelmatig uw gewicht en lichaamsafmetingen registreren. Deze gegevens bieden een objectieve basis om de effectiviteit van de kuur te beoordelen en uw voortgang te visualiseren. Zoals vermeld in bron [s80], bereikten de deelnemers een hoge naleving van bijna 99% tijdens de vastenperiode, wat het belang van gestructureerde programma's onderstreept. Een ander aspect van de succescontrole is de subjectieve waarneming van uw welzijn. Observeer hoe de vegetarische voeding uw energieniveau, uw vertering en uw algemene welzijn beïnvloedt. Houd een dagboek bij waarin u uw stemming, uw slaap en eventuele lichamelijke veranderingen vastlegt. Ook hier toont de studie in bron [s80] aan dat de deelnemers hun stemming en verzadiging tijdens het vasten positief beoordeelden, wat wijst op een goede verdraagbaarheid. Door zowel objectieve gegevens als subjectieve ervaringen in overweging te nemen, krijgt u een uitgebreid beeld van uw voortgang en kunt u de vegetarische stofwisselingskuur optimaal afstemmen op uw individuele behoeften. Een gestructureerd voedingsplan van 30 dagen, vergelijkbaar met het vastenprogramma beschreven in bron [s80], kan helpen de motivatie te bevorderen en de kans op succes te vergroten.

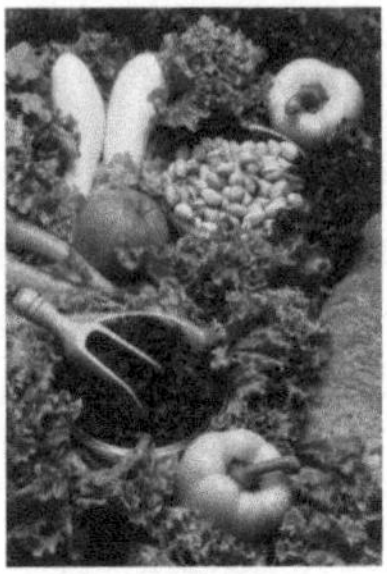

eetgewoonte [i44]

Goed om te weten

Eetgewoonten
De eetgewoonten omvatten alle gedragingen en routines die verband houden met de voedselinname. In de context van de stofwisselingskuur gaat het erom ongunstige eetgewoonten te herkennen en door bewuste keuzes te veranderen om een duurzame voedingsverandering te bereiken.

Spijsvertering
De spijsvertering is het proces waarbij voedsel in het lichaam wordt afgebroken en de voedingsstoffen worden opgenomen. Een gezonde spijsvertering is belangrijk voor de optimale voedingsvoorziening en het algemene welzijn tijdens de vegetarische stofwisselingskuur.

Voedingsinname
De voedingsinname verwijst naar de hoeveelheid en soort voedingsstoffen die via de vegetarische voeding worden opgenomen. Tijdens de stofwisselingskuur is het belangrijk om te zorgen voor een voldoende inname van alle essentiële voedingsstoffen om tekorten te voorkomen en het lichaam optimaal te voeden.

Welzijn
Het welzijn beschrijft de subjectieve ervaring van gezondheid en tevredenheid. In het kader van de stofwisselingskuur kan het welzijn worden beïnvloed door factoren zoals verhoogde energie, verbeterde spijsvertering en een positieve stemming.

Vegetarisch Metabolisch Dieet - 30 Dagen Voortgang

Therapietrouw aan dieetplan

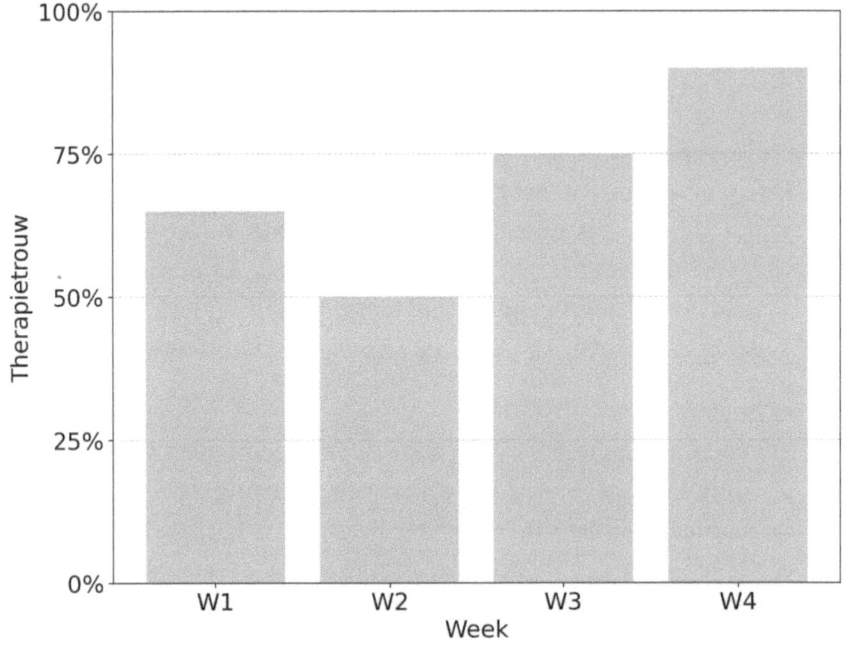

W1: Week 1
W2: Week 2
W3: Week 3
W4: Week 4

De grafiek illustreert een overwegend positieve trend in therapietrouw aan het vegetarische metabolische dieet over de periode van 30 dagen. Hoewel er enige fluctuaties zijn, suggereert de algehele vooruitgang een toenemende betrokkenheid bij de voedingsrichtlijnen. De dip in week 2 kan wijzen op een uitdagende periode, mogelijk als gevolg van sociale gebeurtenissen of hunkeren, maar het daaropvolgende herstel toont veerkracht en succesvolle koerscorrectie. De hoge therapietrouw in de laatste week wijst op een sterke finish en gevestigde gezonde gewoonten.

Concrete adviezen

- Koppel uw dertig-dagenconcept aan een persoonlijk ritueel dat u dagelijks herhaalt om uw motivatie te versterken.
- Visualiseer uw langetermijnsucces na de dertig dagen. Stel u voor hoe u zich voelt en wat u bereikt zult hebben.
- Zoek een succesgarant. Identificeer een gerecht of een ingrediënt binnen het programma dat u bijzonder goed doet en integreer dit regelmatig in uw voedingsschema, ook na de dertig dagen.
- Ontwikkel een noodplan voor moeilijke situaties. Denk van tevoren na over hoe u met hunkering of uitnodigingen omgaat om op de lange termijn succesvol te zijn.
- Definieer uw persoonlijke succesmantra voor de dertig dagen. Herhaal deze mantra dagelijks om u op uw doel te concentreren en uw motivatie te versterken.
- Stel een wekelijkse vegetarische dag in na de dertig dagen om uw nieuwe gewoonten op de lange termijn te verankeren.
- Koppel de dertig dagen aan een positieve verandering in een ander levensgebied, zoals meer beweging of minder stress, om het algehele succes te versterken.
- Beloon uzelf na de dertig dagen met een ervaring die uw nieuwe, gezonde gewoonten ondersteunt, zoals een kookcursus of een wellnessweekend.
- Reflecteer na de eerste tien, twintig en dertig dagen op uw ervaringen en pas uw concept voor de toekomst aan om langdurig succes te waarborgen.
- Plan na de dertig dagen een vervolgafspraak met uzelf om uw voortgang te controleren en verdere doelen te definiëren.
- Creëer een visuele herinnering aan uw dertig-dagen-succes, bijvoorbeeld een foto van uw favoriete gerecht of een inspirerende quote.

5. 2 Stofwisselingsstabilisatie

Na de actieve fase van een vegetarische stofwisselingskuur staat de stabilisatie van de stofwisseling centraal. Het is belangrijk om het lichaam aan te passen aan een blijvend gezonde voedingsstijl en jojo-effecten te voorkomen. Dit vereist een aanpassing van de eetgewoonten en een continue regulatie van de calorie-inname, zonder de stofwisselingsactiviteit te beïnvloeden. De uitdaging ligt in het bepalen van de individuele caloriebehoefte en deze op lange termijn te dekken, terwijl tegelijkertijd een evenwichtige en voedzame voeding wordt gewaarborgd. Mindful eten en de keuze van de juiste voedingsmiddelen spelen hierbij een cruciale rol. Ontdek in dit hoofdstuk hoe u uw stofwisseling na de vegetarische stofwisselingskuur optimaal kunt stabiliseren en uw successen op lange termijn kunt waarborgen.

Duurzame stofwisselingsstabilisatie vereist de integratie van langdurige, flexibele strategieën zoals mindful eten, regelmatige beweging en cyclische calorieaanpassing, in plaats van kortetermijn, restrictieve diëten.

Onderhoudsconcept

Een langdurig succes bij de vegetarische stofwisselingskuur hangt in belangrijke mate af van het onderhoudsconcept. Na de actieve fase, waarin de voedingsverandering en gewichtsreductie centraal staan, is het van belang om de behaalde resultaten te waarborgen en Jo-Jo-effecten te voorkomen. Dit betekent dat gewoonten moeten worden ontwikkeld die de stofwisseling actief houden en een gezonde, evenwichtige voeding op lange termijn waarborgen. De voeding in de onderhoudsfase verschilt van de actieve fase voornamelijk door een geleidelijke uitbreiding van het voedingsschema en een hogere calorie-inname. De focus ligt op het bepalen van de individuele caloriebehoefte en deze op lange termijn te dekken, zonder de stofwisselingsactiviteit te beïnvloeden. Een belangrijk aspect is de continue aanpassing van de voeding aan de individuele behoeften. Dit betekent dat men de eigen lichaamssignalen moet waarnemen en de voedselinname dienovereenkomstig moet reguleren. Mindful eten helpt om honger en verzadiging beter te onderscheiden en heftige hongerbuien te vermijden. Door bewust te kauwen en tijd te nemen voor de maaltijden, ondersteunt men de spijsvertering en bevordert men een gezond verzadigingsgevoel. De keuze van voedingsmiddelen blijft ook in de onderhoudsfase cruciaal. Diverse, voedzame voedingsmiddelen zoals groenten, fruit, peulvruchten, volkorenproducten, noten en zaden blijven de basis van de voeding. Om de verhoogde caloriebehoefte te dekken, kunnen portiegroottes worden aangepast en gezonde vetten, zoals die uit avocado of olijfolie, worden geïntegreerd. Ook de keuze van de bereidingsmethode beïnvloedt de calorie-inname en voedingsdichtheid. Stomen, grillen of blancheren zijn milde kookmethoden die vitamines en mineralen behouden. Regelmatige beweging ondersteunt de stofwisselingsactiviteit en draagt bij aan langdurige gewichtscontrole. Het gaat hierbij niet om overmatige sport, maar om de integratie van beweging in het dagelijks leven. Dagelijkse wandelingen, fietsen of zwemmen zijn effectieve manieren om de stofwisseling te stimuleren en het welzijn te verhogen. Een actieve levensstijl bevordert niet alleen de lichamelijke gezondheid, maar heeft ook een positieve invloed op de geestelijke gezondheid. Een ander belangrijk punt is de vochtinname. Voldoende water drinken ondersteunt de stofwisseling en draagt bij aan de uitscheiding van stofwisselingsproducten. Minimaal 1,5 liter water per dag wordt aanbevolen, en bij lichamelijke activiteit zelfs meer. Ongezoete theeën en geïnfuseerd water met bijvoorbeeld citroen of komkommer bieden afwisselende alternatieven. Regelmatige reflectie op het eigen eetgedrag helpt om ongunstige gewoonten te herkennen en aan te passen. Een voedingsdagboek kan helpen om eethoeveelheden en -tijden te documenteren en patronen te identificeren. Zo kan men bijvoorbeeld vaststellen of stress of verveling leidt tot meer eten. Door zich bewust bezig te houden met het eigen eetgedrag kunnen op lange termijn gezonde eetgewoonten worden ontwikkeld. De integratie van ontspanningstechnieken in het dagelijks leven kan helpen om stress te verminderen en emotioneel eten te vermijden. Yoga, meditatie of ademhalingsoefeningen zijn effectieve methoden om tot rust te komen en het innerlijke evenwicht te versterken. Een evenwichtig levensritme met voldoende slaap en regelmatige pauzes draagt ook bij aan het welzijn en ondersteunt de langdurige stabilisatie van de stofwisseling. De onderhoudsfase is geen statische toestand, maar een continu proces van aanpassing en optimalisatie. Het gaat erom de geleerde principes van gezonde voeding en een actieve levensstijl op lange termijn in het dagelijks leven te integreren en individueel aan te passen. De vegetarische stofwisselingskuur biedt hiervoor een solide basis waarop men kan voortbouwen en de eigen weg naar een gezonde en evenwichtige levensstijl kan vinden. Een zorgvuldige omgang met zichzelf en de eigen behoeften is daarbij de sleutel tot langdurig succes. Zo kan men niet alleen het behaalde gewicht behouden, maar ook de algehele levenskwaliteit verhogen. Een voorbeeld van een gezonde snack in de onderhoudsfase zou een volkorenbrood met avocado en tomaten zijn. De combinatie van complexe koolhydraten,

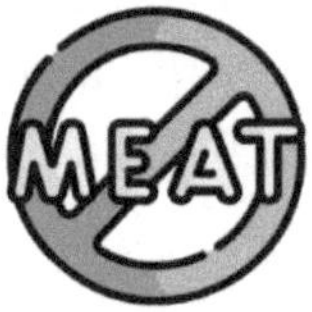

gezonde vetten en vitamines zorgt voor een langdurig verzadigd gevoel en levert waardevolle voedingsstoffen.

Goed om te weten

Geïnfuseerd water

Geïnfuseerd water is water waaraan smaak is toegevoegd door het toevoegen van fruit, groenten of kruiden. Het is een caloriearme en smaakvolle alternatieve voor suikerhoudende dranken en kan de vochtinname tijdens de stofwisselingsstabilisatie aangenaam maken.

Heftige hongerbuien

Heftige hongerbuien zijn intense, plotselinge verlangens naar bepaalde voedingsmiddelen, vaak naar sterk bewerkte of suikerhoudende producten. In het kader van een vegetarische stofwisselingskuur kan door mindful eten en een evenwichtige voedingsinname heftige hongerbuien worden voorkomen.

Stofwisselingsproducten

Stofwisselingsproducten zijn stoffen die ontstaan bij de afbraak van voedingsstoffen in het lichaam. Een voldoende vochtinname is belangrijk om deze stofwisselingsproducten uit te scheiden en de stofwisselingsfunctie te ondersteunen, wat vooral relevant is in de stabilisatiefase van een vegetarische stofwisselingskuur.

Voedingsdagboek

Een voedingsdagboek is een hulpmiddel om de eigen voeding te documenteren. Het kan helpen om eetgewoonten te analyseren, triggers voor ongezond eetgedrag te identificeren en de voeding in de onderhoudsfase van een vegetarische stofwisselingskuur op lange termijn aan te passen.

Metabolische stabilisatie op een vegetarisch dieet

Gesimuleerde gewichts- en stofwisselingssnelheidsveranderingen tijdens en na een vegetarisch dieet.

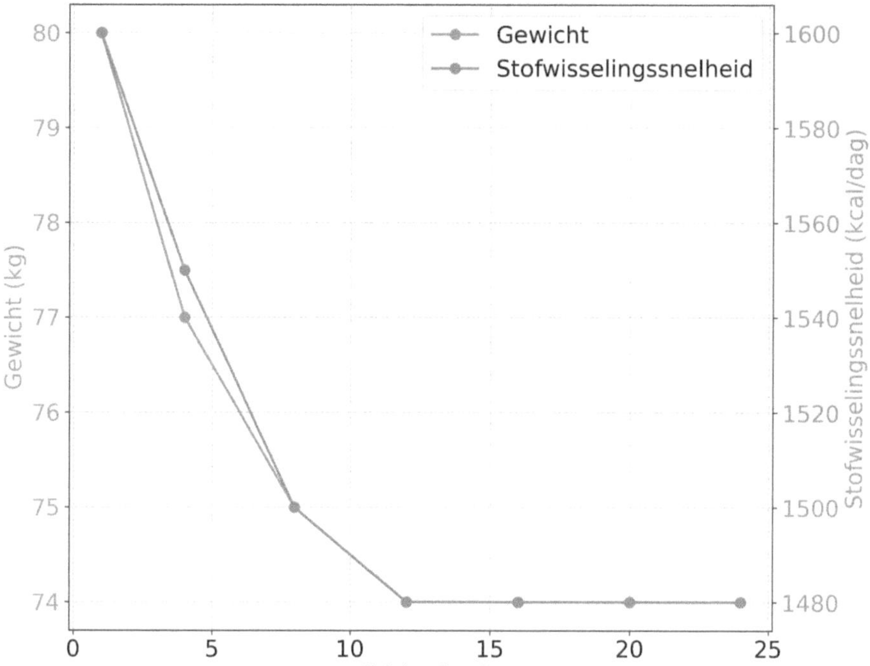

Het initiële gewichtsverlies wordt gevolgd door een periode van stabilisatie waarbij de stofwisselingssnelheid zich aanpast. Uiteindelijk bereiken zowel het gewicht als de stofwisselingssnelheid een nieuw evenwicht, wat suggereert dat langetermijnstabiliteit kan worden bereikt.

Aanpassingsstrategieën

Aanpassingsstrategieën zijn essentieel voor de langdurige gewichtscontrole na een vegetarische stofwisselingskuur. Het lichaam reageert op veranderingen in de energie-inname door zijn stofwisseling aan te passen. [s81] Een verminderde calorie-inname leidt ertoe dat het organisme minder energie nodig heeft. Om deze aanpassing tegen te gaan en een gewichtsplateau te vermijden, zijn strategieën nodig die de stofwisseling activeren. Een mogelijkheid is om de calorie-inname niet permanent laag te houden, maar deze cyclisch aan te passen. Fasen met verminderde calorie-inname kunnen afgewisseld worden met fasen van normale calorie-inname om de stofwisseling flexibel te houden. Een andere strategie is de integratie van regelmatig krachttraining. Het opbouwen van spiermassa verhoogt de basaalmetabolisme en leidt tot een hogere calorieverbranding, zelfs in rust. Door de combinatie van aangepaste calorie-inname en krachttraining kan de stofwisselingsactiviteit op lange termijn worden gestimuleerd. De vegetarische voeding zelf kan, door het hoge gehalte aan vezels en plantaardige eiwitten, positief op de stofwisseling inwerken. [s82] Vezels bevorderen de verzadiging en vertragen de opname van voedingsstoffen, wat bijdraagt aan een stabiele blutzuckerspiegel. Een evenwichtige darmflora, die door een plantaardig dieet wordt ondersteund, kan ook een positieve invloed op de stofwisseling hebben. Zo kan bijvoorbeeld een vegetarische eiwitshake met lijnzaad en bessen als tussendoortje de stofwisseling ondersteunen en tegelijkertijd zorgen voor een voldoende eiwit- en vezelinname.

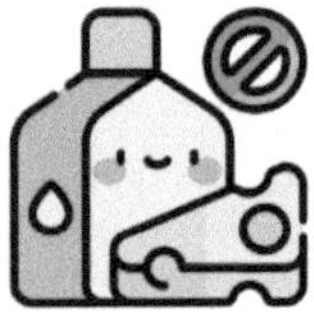

Metabolische Adaptatie Factoren (Vegetarisch)

Impact van verschillende factoren op metabolische stabilisatie tijdens een vegetarisch dieet.

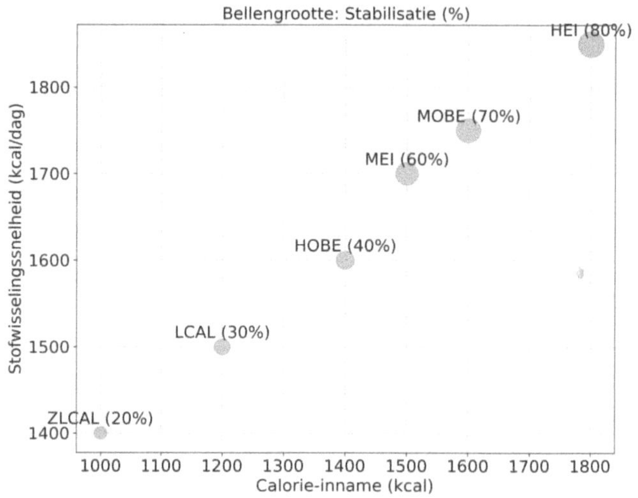

Blasengröße: Stabilisatie (%)

HEI: Hoge Eiwitten, Hoge Vezels	HOBE: Hoge Beweging
LCAL: Lage Calorieën, Lage Eiwitten	MEI: Matige Eiwitten, Matige Vezels
MOBE: Matige Beweging	ZLCAL: Zeer Lage Calorieën

Eiwitinname toont een sterke positieve correlatie met metabolische stabilisatie, wat suggereert dat voldoende eiwit cruciaal is. Vezelinname lijkt ook gunstig, mogelijk door het bevorderen van verzadiging en darmgezondheid. Hoewel enige caloriebeperking wordt verwacht, kan een extreem lage calorie-inname de metabolische adaptatie belemmeren, misschien door het activeren van de hongerreactie van het lichaam. Matige lichaamsbeweging lijkt de stabilisatie te ondersteunen, terwijl overmatige lichaamsbeweging er mogelijk een negatieve invloed op heeft, mogelijk door verhoogde stresshormonen.

Gewichtsbeheer

Gewichtsbeheer in het kader van een vegetarisch metabolismeprogramma omvat meer dan alleen gewichtsverlies. Het omvat de langdurige controle en regulering van het lichaamsgewicht om gezondheidsvoordelen te behalen en het welzijn te verbeteren. Naast de caloriebalans, dat wil zeggen het verschil tussen calorie-inname en -verbruik, beïnvloeden andere factoren het gewicht. Voeding en beweging kunnen bijvoorbeeld epigenetische veranderingen teweegbrengen die de activiteit van genen beïnvloeden die verband houden met stofwisselingsziekten [s83]. Een plantaardig dieet, zoals dat wordt toegepast in het vegetarische metabolismeprogramma, kan de insulinesensitiviteit verbeteren en zo het risico op type 2-diabetes verlagen [s83]. Voor een duurzame gewichtscontrole is het belangrijk om de stofwisseling flexibel en actief te houden. Verschillende benaderingen kunnen hierbij helpen, zoals intermittierendes_fasten. Studies tonen aan dat bijna elke vorm van intermittent vasten kan leiden tot een zekere gewichtsafname [s84]. Gemodificeerde varianten, waarbij de calorie-inname alleen op bepaalde dagen wordt verminderd, tonen gewichtsreducties tussen 3,2% en 8,0% [s84]. Een andere mogelijkheid is tijdgebonden voeding, waarbij de voedselinname tot een bepaald tijdsvenster wordt beperkt [s84]. Ook hier wijzen studies op positieve effecten met betrekking tot gewichtsreductie en stofwisselingsgezondheid. Bij de keuze van de methode moet echter rekening worden gehouden met de individuele levensstijl en de eigen verdraagzaamheid. Voor wie bijvoorbeeld lijdt aan intense hongergevoelens, kan een wisselend vastenregime met sterk verminderde calorie-inname op vastendagen mogelijk niet geschikt zijn [s84]. De vegetarische voeding zelf biedt voordelen voor het gewichtsbeheer. Het vermijden van dierlijke producten kan leiden tot een lagere Body Mass Index (BMI) en het risico op overgewicht verlagen [s85]. Bovendien kan een veganistisch dieet, een bijzonder strikte vorm van vegetarische voeding, het risico op chronische ziekten zoals type 2-diabetes, hoge bloeddruk en bepaalde vormen van kanker verminderen [s85]. Een evenwichtige, plantaardige voeding met veel groenten, fruit, peulvruchten en volle granen levert belangrijke voedingsstoffen en zorgt voor een verzadigd gevoel. In combinatie met regelmatige beweging, die niet overdreven intensief hoeft te zijn, kan de gewichtscontrole op lange termijn worden ondersteund [s83]. Zelfs een gewichtsreductie van 7% kan positieve effecten op de gezondheid hebben [s86]. Een dagelijkse wandeling van 30 minuten, gecombineerd met een volwaardige, plantaardige maaltijd 's avonds – zoals een quinoa-salade met kikkererwten, paprika en een citroen-tahini-dressing – kan zowel de lichamelijke activiteit verhogen als zorgen voor een voedingsrijke inname. Deze combinatie van beweging en evenwichtige voeding draagt niet alleen bij aan gewichtscontrole, maar bevordert ook het algemene welzijn.

Goed om te weten

Body Mass Index (BMI)

De BMI is een maatstaf voor de beoordeling van het lichaamsgewicht in verhouding tot de lichaamslengte. Een lage BMI wordt vaak geassocieerd met een gezondere stofwisseling en een lager risico op gewichtsgerelateerde ziekten. Een vegetarisch dieet kan bijdragen aan een lagere BMI.

Epigenetica

Epigenetische veranderingen door voeding en beweging kunnen de activiteit van genen beïnvloeden die de stofwisseling en gewichtsregulatie aansturen. Een vegetarisch dieet kan positieve epigenetische effecten bevorderen die de langdurige stabilisatie van de stofwisseling ondersteunen.

Insulinesensitiviteit

Insulinesensitiviteit beschrijft hoe effectief het lichaam reageert op het hormoon insuline. Een verbeterde insulinesensitiviteit helpt om de bloedsuikerspiegel stabiel te houden en kan positief worden beïnvloed door een vegetarisch metabolismeprogramma, wat bijdraagt aan gewichtscontrole.

Veganistisch Dieet

Het veganistische dieet is een vorm van vegetarische voeding die volledig afziet van dierlijke producten. Het kan positieve effecten hebben op de stofwisseling en het risico op verschillende chronische ziekten verlagen.

Vegetarisch Metabolisch Dieet: Succesfactoren

Belangrijkste factoren die succesvol gewichtsbeheer beïnvloeden met een vegetarisch metabolisch dieet.

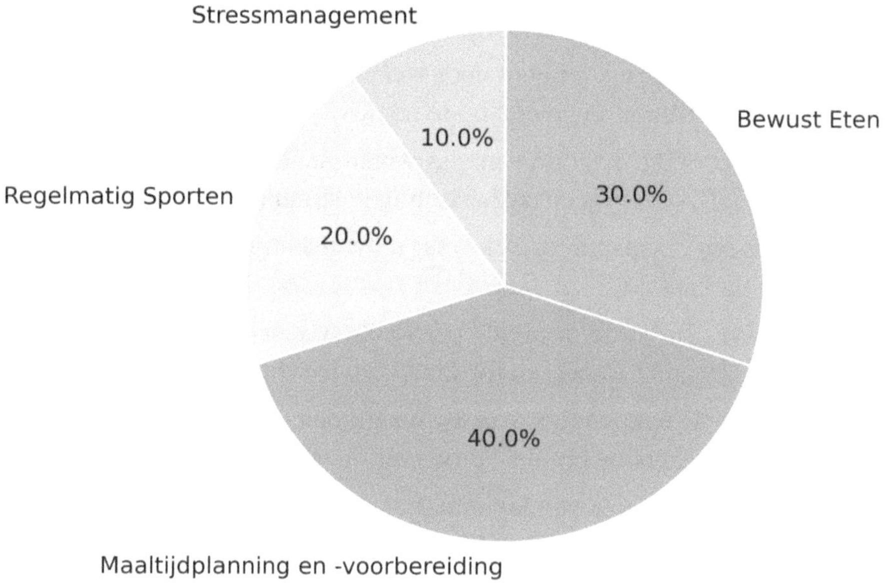

BEW: Bewust Eten

RSP: Regelmatig Sporten

MPV: Maaltijdplanning en -voorbereiding

STM: Stressmanagement

Consequente maaltijdplanning en bewuste eetgewoonten lijken de meest cruciale aspecten voor succes te zijn, wat het belang van een gestructureerde aanpak benadrukt. Hoewel lichaamsbeweging bijdraagt, speelt het een kleinere rol dan het volgen van het dieet. Stressmanagementtechnieken, hoewel belangrijk voor het algehele welzijn, vertegenwoordigen een relatief kleiner deel, wat suggereert dat de structuur van het dieet zelf een deel van de stress met betrekking tot voedselkeuzes kan verminderen.

Concrete adviezen

- Vind uw vegetarische ritme door vaste eetmomenten in te stellen die overeenkomen met uw natuurlijke hongergevoel.
- Bouw mini-vastenperiodes in door bijvoorbeeld één dag per week het avondeten over te slaan en in plaats daarvan een kopje kruidenthee te genieten.
- Verander uw maaltijden: eet het ontbijt 's avonds en het avondeten 's ochtends om uw stofwisseling uit te dagen.
- Verhoog uw smaakvariëteit door wekelijks een nieuwe, onbekende groente of fruit in uw menu op te nemen.
- Drink voor elke maaltijd een glas water met een scheutje appelazijn om de spijsvertering en stofwisseling te stimuleren.
- Creëer een ontspanningsplek waar u uw maaltijden bewust en zonder afleiding kunt nuttigen.
- Integreer één "stille maaltijd" per week, waarbij u heel bewust en zonder gesprekken eet om uw zintuigen te scherpen.
- Verander de temperatuur van uw maaltijden: eet één maaltijd per week koud of lauw om uw stofwisseling te stimuleren.
- Kies voor de kracht van kleuren. Eet dagelijks voedingsmiddelen in alle regenboogkleuren om een optimale voedingsstoffenvoorziening te waarborgen.
- Luister naar de signalen van uw lichaam en pas uw calorie-inname aan uw individuele activiteitsniveau aan.
- Reflecteer op uw stemming voor en na de maaltijden om de invloed van voeding op uw welzijn beter te begrijpen.
- Vier kleine successen door uzelf na een week van consequente uitvoering te verwennen met een kleine, niet-eetbare beloning.

5. 3 Duurzame integratie

Duurzaam succes van een vegetarisch metabolismekuur is gebaseerd op de integratie van nieuwe dagelijkse routines. Deze omvatten een bewuste voeding, regelmatige beweging en voldoende slaap. De overstap brengt praktische uitdagingen met zich mee, zoals de aanpassing van sociale interacties en het behouden van motivatie. De inrichting van de dagelijkse routine beïnvloedt de hormoonhuishouding, de opname van voedingsstoffen en de vetverbranding. Een doordachte planning en organisatie vergemakkelijken de uitvoering van de kuur. Tegelijkertijd spelen sociale factoren en individuele motivatiestrategieën een cruciale rol voor het langdurige succes. Ontdek hoe u de vegetarische metabolismekuur duurzaam in uw dagelijks leven kunt integreren en op lange termijn kunt profiteren van de positieve effecten.

Duurzame integratie van een vegetarisch metabolismekuur wordt bereikt door geleidelijke vestiging van nieuwe, gezonde routines in het dagelijks leven en de actieve vormgeving van de sociale omgeving, ondersteund door een positieve, realistische doelstelling en effectieve motivatiestrategieën.

Dagelijkse routines

Dagelijkse routines beïnvloeden het succes van een vegetarische stofwisselingskuur. Regelmatige maaltijden stabiliseren de blutzuckerspiegel en voorkomen hunkeringen. Een constante dagindeling met vaste eetmomenten, zoals ontbijt om 7 uur, lunch om 12 uur en diner om 18 uur, traint het lichaam om op het juiste moment de benodigde spijsverteringsenzymen te produceren. Dit vergemakkelijkt de voedingsstofopname en bevordert de stofwisseling. Integreer ook vaste tijden voor beweging in uw dagelijkse routine. Sport, zoals een wandeling van 30 minuten na de lunch, stimuleert de stofwisseling en helpt de vetverbranding te activeren. Planning is een belangrijke factor voor het succes van de kuur. Maak in het weekend een maaltijdplan voor de komende week. Zo voorkomt u spontane, ongezonde keuzes wanneer de honger toeslaat. Noteer alle maaltijden en snacks, inclusief hoeveelheden. Een boodschappenlijst die op het maaltijdplan is gebaseerd, voorkomt impulsaankopen in de supermarkt. Bereid – indien mogelijk – componenten van uw maaltijden voor. Gesneden groenten in de koelkast vergemakkelijken de snelle bereiding van een gezonde lunch. Geweekte noten of voorgekookte quinoa besparen tijd en bevorderen een gezonde voeding in het dagelijks leven. Zorg voor voldoende slaap. Slaaptekort verstoort de hormonale balans en kan hunkeringen naar suiker- en vetrijke voedingsmiddelen veroorzaken. Een regelmatig slaappatroon – ongeveer zeven tot acht uur slaap per nacht – ondersteunt de herstel van het lichaam en bevordert de vetverbranding. Ontwikkel slaaprituelen om gemakkelijker in slaap te vallen: een warm bad, een kopje kruidenthee of het lezen van een boek. Vermijd elektronische apparaten in de slaapkamer, omdat het blauwe licht de slaap kan verstoren. Bewust eten is een andere belangrijke aspect. Neem de tijd voor uw maaltijden en eet zonder afleiding, zoals televisie of smartphone. Focus op de smaak en textuur van de voedingsmiddelen. Kauw elke hap grondig, dit ondersteunt de spijsvertering. Aandachtig eten helpt om verzadigingssignalen beter waar te nemen en voorkomt overeten. Integreer kleine mindfulness oefeningen in uw dagelijks leven. Slechts vijf minuten bewust ademhalen kan stress verminderen en het welzijn verhogen. Drink voldoende water verspreid over de dag. Water is essentieel voor de stofwisseling en het transport van voedingsstoffen. Het helpt ook om gifstoffen uit het lichaam te spoelen en het verzadigingsgevoel te verhogen. Zet een waterfles op uw bureau of neem er een mee om regelmatig te drinken. Vermijd suikerhoudende dranken zoals frisdranken of sappen, deze leveren onnodige calorieën en verstoren de stofwisseling. Kruidenthee of water met citroen- of komkommerschijfjes zijn gezonde alternatieven. De integratie van nieuwe routines kost tijd en geduld. Begin met kleine veranderingen en bouw langzaam op. Voer elke week een nieuwe routine in, zoals vaste eetmomenten of een regelmatig bewegingsprogramma. Beloon uzelf voor uw successen, dit motiveert en versterkt de discipline. Documenteer uw voortgang, bijvoorbeeld in een dagboek of een app. Dit helpt om het overzicht te behouden en motiveert om door te gaan. Zoek steun bij vrienden, familie of in een zelfhulpgroep. De uitwisseling met anderen kan helpen om motivatie te vinden en uitdagingen te overwinnen. Structuur uw dag om stress te verminderen. Een to-do-lijst helpt om het overzicht te behouden en prioriteiten te stellen. Plan bufferperiodes in om op onvoorziene gebeurtenissen te kunnen reageren zonder in de stress te raken. Delegeer taken waar mogelijk. Leer nee te zeggen als u geen tijd of energie heeft voor extra taken. Ontspanningstechnieken zoals yoga, meditatie of progressieve spierontspanning kunnen helpen om stress te verminderen en de innerlijke balans te herstellen. Integreer korte ontspanningseenheden in uw dagelijks leven, zoals vijf minuten meditatie in de ochtend of een korte yoga-oefening in de avond. Een positieve instelling is ook belangrijk voor het succes van de kuur. Focus op de positieve aspecten van de vegetarische voeding en de nieuwe levensstijl. Visualiseer uw doelen en verheug u op de positieve veranderingen die u zult bereiken. Omgaan met tegenslagen – niemand

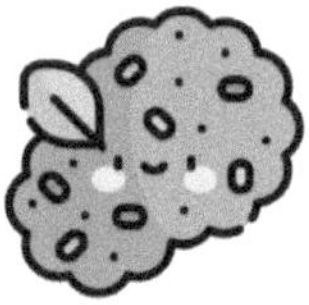

is perfect en er zullen dagen zijn waarop u uw doelen niet bereikt. Zie tegenslagen als een leermoment en niet als falen. Analyseer wat er misging en hoe u het in de toekomst beter kunt doen. Verlies de moed niet en ga gewoon door.

Goed om te weten

Herstel

Voldoende herstel door slaap is belangrijk, zodat het lichaam zich kan herstellen van de veranderingen van de stofwisselingskuur en de vetverbranding optimaal functioneert.

Hormonale balans

Een evenwichtige hormonale balans is belangrijk voor het succes van de vegetarische stofwisselingskuur, omdat hormonen de stofwisseling en het hongergevoel beïnvloeden.

Mindfulness

Mindfulness tijdens het eten kan helpen om de voedselinname bewuster te maken en zo het succes van de vegetarische stofwisselingskuur te ondersteunen.

Verzadigingssignalen

Verzadigingssignalen helpen om de juiste portiegrootte tijdens de vegetarische stofwisselingskuur te vinden en overeten te voorkomen.

Vetverbranding

De vetverbranding wordt gestimuleerd door beweging en een gezonde stofwisseling, wat kan leiden tot gewichtsverlies tijdens de kuur.

Voedingsstofopname

Een goede voedingsstofopname is cruciaal voor het succes van de vegetarische stofwisselingskuur, omdat het lichaam van alle belangrijke vitamines en mineralen moet worden voorzien.

Tijdsbesteding per routine

Tijdsbesteding vegetarische stofwisselingskuur

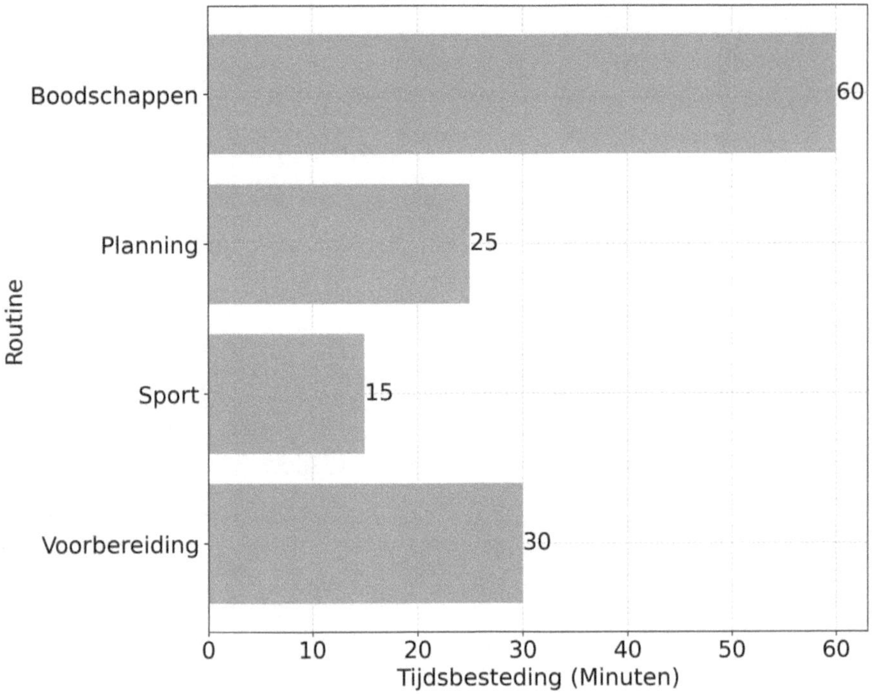

BOO: Boodschappen PLA: Planning

SPO: Sport VOO: Voorbereiding

De meeste tijd wordt besteed aan de voorbereiding van de maaltijden. Boodschappen doen en sporten kosten ongeveer evenveel tijd. De planning is het minst tijdrovend, maar mag niet worden verwaarloosd.

Sociale Aspecten

Sociale Interacties vormen de ervaring van een vegetarische stofwisselingskuur. Gezamenlijke maaltijden met vrienden en familie kunnen een uitdaging zijn wanneer de voedingsstijlen verschillen. Open communicatie over de kuur en de achtergronden ervan kan begrip en ondersteuning bevorderen. In plaats van de voedingsverandering te verbergen, vertelt u over uw doelen en de positieve effecten die u al ervaart. Dit kan interesse wekken en leiden tot stimulerende gesprekken. Een gezamenlijke kookavond met vegetarische recepten kan familie en vrienden betrekken bij de nieuwe voedingswijze en drempels verlagen. [s87] Ook de sociale omgeving speelt een rol: de uitwisseling met gelijkgestemden, of het nu in online fora, zelfhulpgroepen of kookcursussen is, versterkt de motivatie en biedt waardevolle tips. Daar vindt u mensen die vergelijkbare ervaringen hebben en elkaar ondersteunen. Dit netwerk kan vooral in moeilijke fasen van de kuur steun bieden en bijdragen aan de integratie van de voedingsverandering in het dagelijks leven. [s87] Het groeiende aantal vegetarische en veganistische restaurants en aanbiedingen in de supermarkt toont aan dat de plantaardige voeding steeds meer wordt geaccepteerd in de samenleving. Maak gebruik van deze ontwikkeling en verken nieuwe eetgelegenheden of probeer veganistische productalternatieven. Dit vergroot uw culinaire horizon en vergemakkelijkt de integratie van de vegetarische stofwisselingskuur in uw sociale leven. Ook de bezinning op ethische en ecologische aspecten van voeding kan de motivatie versterken. Het besef dat een vegetarisch dieet bijdraagt aan dierenwelzijn en milieubescherming kan de eigen beslissing bevestigen en de sociale acceptatie verhogen. [s87] Zo wordt de vegetarische stofwisselingskuur niet alleen een persoonlijke, maar ook een maatschappelijk relevante ervaring.

Goed om te weten

Ecologische Aspecten

De ecologische aspecten van een vegetarische stofwisselingskuur hebben betrekking op de impact van voeding op het milieu. Een vegetarisch dieet kan de ecologische voetafdruk verkleinen, aangezien de productie van plantaardige voedingsmiddelen vaak minder middelen vereist dan de veehouderij.

Sociale Interacties

Sociale interacties kunnen de vegetarische stofwisselingskuur beïnvloeden door ondersteuning en motivatie te bieden of uitdagingen te vormen die overwonnen moeten worden. Een positieve sociale omgeving kan de overgang naar een langdurig vegetarisch dieet vergemakkelijken.

Sociale impact op vegetarische metabolische diëten

Sociale factoren die het succes van een metabolisch dieet beïnvloeden.

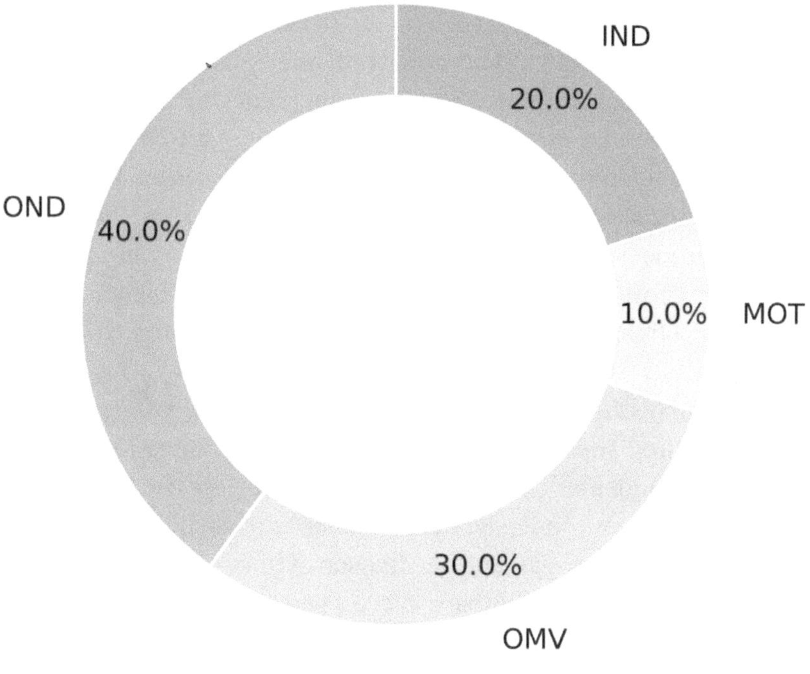

IND: Individuele Vastberadenheid
MOT: Motivatie (Intrinsiek)
OMV: Positieve Omgeving
OND: Ondersteuningssysteem

Motivatie en ondersteuning lijken belangrijke factoren te zijn bij het volgen van een vegetarisch metabolisch dieet. Hoewel individuele vastberadenheid een belangrijke rol speelt, dragen sociale connecties en een positieve omgeving aanzienlijk bij aan succesvolle resultaten. Strategieën die zich richten op het bevorderen van deze positieve invloeden zouden kunnen leiden tot een betere therapietrouw en betere resultaten.

Motivatiestrategieën

Motivatie is de brandstof voor duurzame veranderingen, vooral bij een vegetarische stofwisselingskuur. Succesvolle strategieën richten zich op verschillende punten en houden rekening met individuele behoeften. Een belangrijk aspect is het stellen van realistische doelen. In plaats van een radicale verandering na te streven, begint u met kleine, geleidelijke aanpassingen. Vervang vleesgerechten in het begin één of twee keer per week door vegetarische alternatieven. Als u dagelijks 1 liter frisdrank drinkt, vermindert u dit geleidelijk tot een halve liter en vervangt u de andere helft door water, ongezoete thee of Infused Water. Verhoog langzaam de vegetarische dagen totdat u uw gewenste voedingspatroon heeft bereikt. Deze methode van geleidelijke aanpassing voorkomt overweldiging en bevordert langdurig succes. Visualisatietechnieken kunnen ook de motivatie versterken. Stel u het succes van de kuur voor – hoe u zich voelt wanneer u uw streefgewicht heeft bereikt of uw gezondheid heeft verbeterd. Verbind deze voorstelling met positieve emoties om de motivatie te verhogen. Een Vision Board met afbeeldingen die uw doelen vertegenwoordigen, kan deze techniek ondersteunen. Noteer regelmatig uw voortgang, bijvoorbeeld door uw gewicht en lichaamsafmetingen te documenteren of foto's te maken. Het zichtbare succes versterkt het zelfvertrouwen en motiveert om het ingeslagen pad voort te zetten. Beloningen die niet in strijd zijn met de kuur zijn ook nuttig. Verwen uzelf na een succesvolle week bijvoorbeeld met een nieuw kookboek met vegetarische recepten, een ontspannende Wellnessdag of nieuwe sportkleding. Vermijd beloningen met ongezonde voedingsmiddelen, omdat deze het succes van de kuur in gevaar kunnen brengen. In plaats daarvan moeten de beloningen uw nieuwe levensstijl ondersteunen en positieve associaties creëren. Het identificeren van obstakels en het ontwikkelen van strategieën om deze te overwinnen is essentieel. Als u bijvoorbeeld vaak buiten de deur moet eten, informeer dan van tevoren naar vegetarische opties in restaurants of bereid uw maaltijden voor. Maak een lijst met vegetarische gerechten die u in verschillende situaties kunt bestellen of bereiden. Dit vergemakkelijkt de beslissing in het dagelijks leven en voorkomt ongeplande "uitglijders". De uitwisseling met anderen die een vergelijkbaar voedingspatroon volgen of al succesvol een stofwisselingskuur hebben doorlopen, kan waardevolle ondersteuning bieden. Online fora, zelfhulpgroepen of de uitwisseling met vrienden en familie creëren een ondersteunende omgeving. Deel uw ervaringen, wissel recepten uit en motiveer elkaar. Sociale ondersteuning versterkt de wilskracht en helpt om ook in moeilijke tijden gemotiveerd te blijven. De integratie van de vegetarische stofwisselingskuur in het dagelijks leven vereist een langdurige aanpassing van gewoonten. Focus niet alleen op de voedingsverandering, maar ook op de positieve effecten op uw gezondheid, welzijn en houding ten opzichte van voedsel. Een positieve instelling en waardering voor de positieve veranderingen zijn cruciaal voor langdurig succes. Beschouw de kuur niet als een tijdelijke maatregel, maar als een kans voor een duurzame verbetering van uw levenskwaliteit.

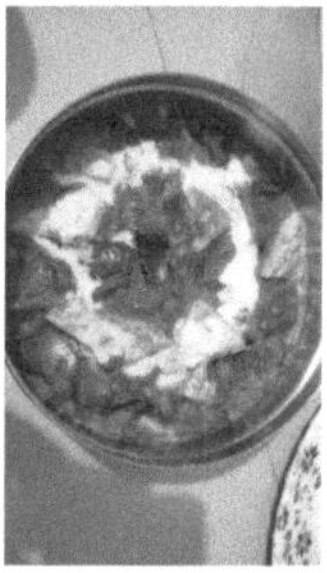

Vegetarische gerechten [i45]

Goed om te weten

Infused Water

Infused Water kan door het toevoegen van fruit, groenten of kruiden de smaak van water verbeteren en zo de vochtinname tijdens de stofwisselingskuur vergemakkelijken. Het is caloriearm en suikervrij, ondersteunt de vegetarische voeding en bevordert zo het gewichtsverlies.

Vision Board

Een Vision Board is een visuele weergave van uw doelen. Afbeeldingen die uw droomfiguur of gezonde vegetarische gerechten tonen, kunnen de motivatie voor de stofwisselingskuur verhogen en de langdurige integratie in het dagelijks leven bevorderen.

Wellness

Wellness-activiteiten zoals yoga, meditatie of massages kunnen stress verminderen en het welzijn tijdens de stofwisselingskuur verhogen. Ze bevorderen ontspanning en ondersteunen de overstap naar een vegetarische voeding.

Motivationele Strategieën voor Vegetarische Metabole Diëten

Effectiviteit van verschillende strategieën voor langdurige therapietrouw

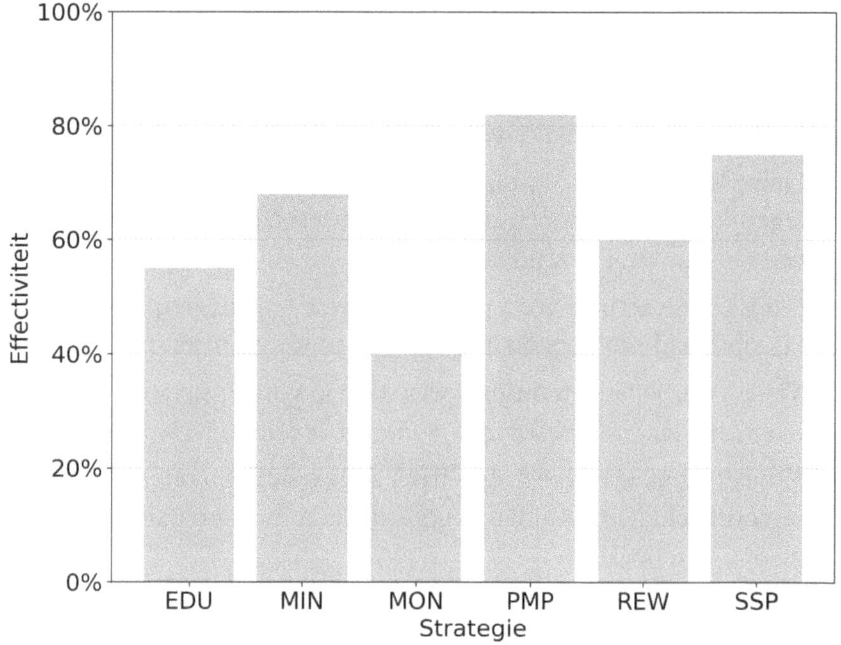

EDU: Educatieve Hulpmiddelen
MIN: Mindfulness en Stressmanagement
MON: Zelfcontrole en Tracking
PMP: Gepersonaliseerde Maaltijdplannen
REW: Beloningssystemen
SSP: Sociale Steun en Peergroepen

Uit de visualisatie van de gegevens blijkt duidelijk dat sociale steun en gepersonaliseerde maaltijdplannen belangrijke factoren zijn bij het volhouden van een vegetarisch metabolisch dieet. Hoewel educatieve hulpmiddelen nuttig zijn, is hun impact minder significant in vergelijking met praktische ondersteuningssystemen en aangepaste benaderingen. De lagere effectiviteit van zelfcontrole suggereert een behoefte aan externe verantwoording of meer boeiende trackingmethoden. Over het algemeen lijkt een combinatie van persoonlijke begeleiding, sterke sociale netwerken en gemakkelijk toegankelijke hulpmiddelen cruciaal voor een succesvolle langetermijn naleving.

Concrete adviezen

- Veranker de nieuwe voedingswijze in je dagelijks leven door deze te verbinden met bestaande gewoonten, zoals je ochtendkoffie.
- Creëer een visuele anker voor je succes door bijvoorbeeld een foto van je streefgewicht op de koelkast te hangen.
- Maak gebruik van de kracht van de gemeenschap en deel regelmatig je ervaringen en uitdagingen met gelijkgestemden.
- Ontwikkel een persoonlijk beloningssysteem dat je motiveert en tegelijkertijd je nieuwe gewoonten versterkt, zoals een ontspannend bad na een week gezond eten.
- Integreer de nieuwe voedingswijze speels in je dagelijks leven door bijvoorbeeld een kookduel met vrienden te organiseren.
- Visualiseer je langetermijnsucces door je voor te stellen hoe je je over een jaar zult voelen met je nieuwe levensstijl.
- Koppel de nieuwe voedingswijze aan positieve emoties door bijvoorbeeld je maaltijden te genieten met mooie muziek of een inspirerend boek.
- Creëer een ondersteunende omgeving door je familie en vrienden over je doelen te informeren en om hun begrip te vragen.
- Ontwikkel een persoonlijk mantra dat je in moeilijke momenten herinnert aan de reden waarom je voor deze verandering hebt gekozen.
- Zie uitdagingen als kansen voor ontwikkeling en leer van tegenslagen in plaats van je te laten ontmoedigen.
- Vertrouw op je vermogen tot verandering en geloof in je succes, want je positieve houding is de sleutel tot duurzame integratie.

Terugblik - 5. Langetermijnsucces

Langdurig succes met een vegetarisch metabolismeprogramma is niet alleen gebaseerd op de initiële gewichtsreductie, maar vooral op de duurzame integratie van een gezonde levensstijl. Een 30-dagenprogramma kan de start vergemakkelijken door u te helpen nieuwe routines te ontwikkelen en eerste successen te behalen. Deze beginfase dient als springplank voor de langdurige aanpassing van uw eetgewoonten en moet daarom vanaf het begin strategisch worden gepland. Denk na over hoe u de vegetarische voeding in uw dagelijks leven kunt integreren, welke uitdagingen u kunt verwachten en hoe u deze wilt aanpakken. Experimenteer met nieuwe recepten en bereidingsmethoden om de vegetarische keuken voor uzelf te ontdekken en variatie in uw menu te brengen. Gebruik de 30 dagen om uw lichaam bewust waar te nemen en te begrijpen hoe het reageert op de nieuwe voedingswijze.

De overgangsfase na het 30-dagenprogramma is cruciaal voor de langdurige gewichtscontrole. Een geleidelijke overgang naar de onderhoudsfase, waarin u uw voedingspatroon uitbreidt en de calorie-inname aanpast aan uw behoeften, voorkomt het jojo-effect. Blijf letten op een evenwichtige voedingsinname en integreer voldoende beweging in uw dagelijks leven. Reflecteer regelmatig op uw eetgewoonten en pas uw strategieën indien nodig aan. Als u bijvoorbeeld merkt dat stress leidt tot hunkering, kunnen ontspanningstechnieken zoals yoga of meditatie nuttig zijn. Ook het uitwisselen met gelijkgestemden, hetzij in online groepen of in uw persoonlijke omgeving, kan de motivatie versterken en nieuwe impulsen geven.

Om uw metabolisme op de lange termijn te stimuleren en een gewichtsstagnatie te voorkomen, kunt u verschillende aanpassingsstrategieën toepassen. Krachttraining voor het opbouwen van spiermassa verhoogt uw basaal metabolisme en zorgt voor een hoger calorieverbruik, zelfs in rustperiodes. Een cyclische aanpassing van uw calorie-inname, waarbij u fasen van verminderde calorie-inname afwisselt met fasen van normale calorie-inname, houdt uw metabolisme flexibel. De vegetarische voeding zelf, met een hoog gehalte aan vezels en plantaardige eiwitten, ondersteunt dit proces bovendien. Integreer bijvoorbeeld vezelrijke snacks zoals een vegetarische eiwitshake met lijnzaad en bessen om uw metabolisme te ondersteunen en tegelijkertijd uw eiwit- en vezelinname te waarborgen.

Langdurig succes vereist een holistisch gewichtsmanagement dat verder gaat dan alleen gewichtsverlies. Het omvat de voortdurende betrokkenheid bij uw voeding, uw lichaam en uw gewoonten. Wees aandachtig met betrekking tot uw voedselinname en leer uw verzadigingssignalen te interpreteren. Vind een vorm van beweging die bij u past, die u leuk vindt en die u duurzaam in uw dagelijks leven kunt integreren. Terugslagen maken deel uit van het proces – laat u daardoor niet ontmoedigen, maar gebruik ze als een kans om uw strategieën te optimaliseren. De weg naar een gezonde levensstijl is een marathon, geen sprint. Met geduld, doorzettingsvermogen en een positieve houding kunt u uw doelen bereiken en uw levenskwaliteit duurzaam verbeteren.

Gratis extra aanbiedingen gepland

We zijn verheugd u in de toekomst gratis aanvullende materialen voor dit boek te kunnen aanbieden:

- Een exclusief bonushoofdstuk met extra inhoud
- Een compacte samenvatting van het hele boek in PDF-formaat
- Een hoorspelversie (In Planning)

De publicatie van deze materialen staat gepland voor 2025.
U bent van harte welkom om onze website vandaag al te bezoeken. Zodra onze nieuwsbriefservice start (verwacht in 2025), kunt u zich daar registreren voor updates en mist u geen nieuws over de gratis extra aanbiedingen.

www.SaageBooks.com/nl/
vegetarisch_stofwisselingsdieet-bonus-C5LXLY

Beste lezers,

Wij voelen ons zeer vereerd dat u de tijd heeft genomen om ons boek van begin tot eind te lezen. Het is onze grootste wens om u waardevolle inzichten en praktische begeleiding te bieden. Uw vertrouwen in ons werk betekent veel voor ons. Wij hopen dat het lezen verrijkend voor u was. Als u vragen of suggesties heeft, neem dan gerust contact met ons op via onze website.

Als u dit boek heeft gewaardeerd, zouden wij een eerlijke recensie zeer op prijs stellen. U kunt uw eerlijke beoordeling eenvoudig achterlaten op het verkoopplatform waar u het boek heeft gekocht.
Bedankt voor uw steun!

Bendis Saage

Saage Media GmbH - Team

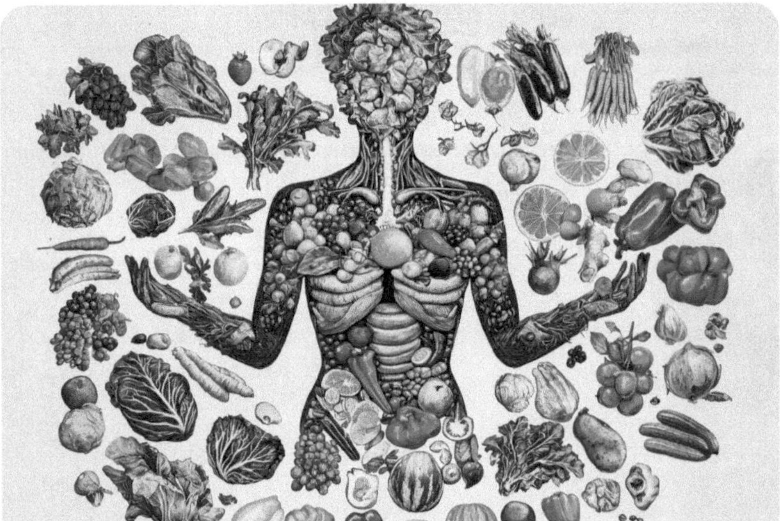

www.SaageBooks.com/nl

Ontdek meer! Onze uitgeverijwebsite biedt u een gevarieerde selectie van aanvullende boeken. Naast gratis content en exclusief bonusmateriaal vindt u er ook diepgaande informatie over onze werken. Blader door ons uitgebreide digitale aanbod en laat u inspireren door aanvullende leeservaringen.

www.SaageBooks.com/nl

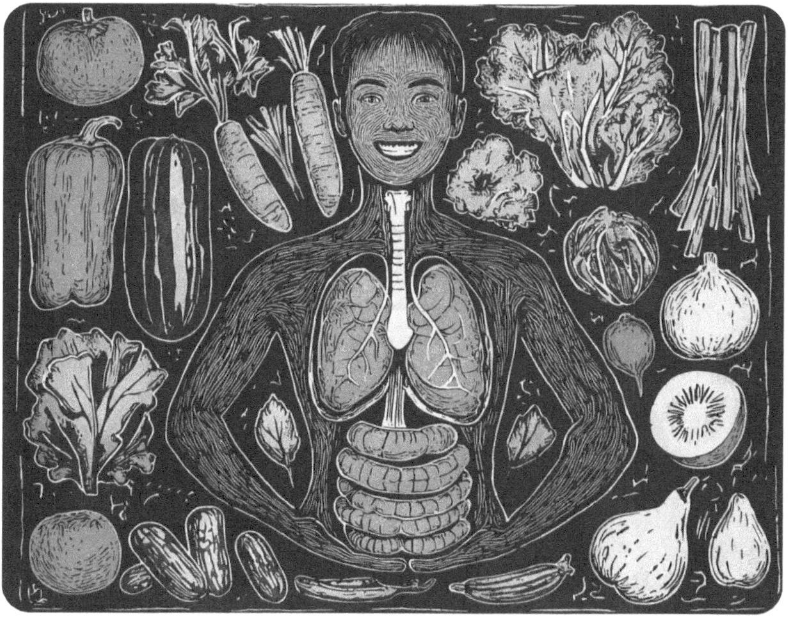

Bronnen

Onze oprechte dank gaat uit naar alle auteurs van de geciteerde wetenschappelijke en niet-wetenschappelijke bronnen, de beheerders van de gerefereerde websites en de makers van de gebruikte afbeeldingen, grafieken en studies, wier waardevolle werk heeft bijgedragen aan de totstandkoming van dit boek.
Voor meer informatie raden wij u aan de bronwebsites te bezoeken.
Als u mapping fouten of andere inconsistenties ontdekt, neem dan contact met ons op.

Alle bronnen zijn voor het laatst geraadpleegd op: 2025-02-11

[s1] - https://pmc.ncbi.nlm.nih.gov/articles/PMC3257700/

Auteur:	Lauren Owen, Sandra I Sunram-Lea	**Titel:**	Metabolic Agents that Enhance ATP can Improve Cognitive Functioning: A Review of the Evidence for Glucose, Oxygen, Pyruvate, Creatine, and L-Carnitine
DOI:	10.3390/nu3080735	**Datum:**	2011 Aug 10
Website:	PubMed Central (PMC)	**Uitgever:**	Nutrients

[s2] - https://pmc.ncbi.nlm.nih.gov/articles/PMC3946160/

Auteur:	Valter D Longo, Mark P Mattson	**Titel:**	Fasting: Molecular Mechanisms and Clinical Applications
DOI:	10.1016/j.cmet.2013.12.008	**Datum:**	2014 Jan 16
Website:	PubMed Central (PMC)	**Uitgever:**	Cell metabolism

[s3] - https://pmc.ncbi.nlm.nih.gov/articles/PMC7999488/

Auteur:	Giulia Marrone, Cristina Guerriero, Daniela Palazzetti, Paolo Lido, Alessandro Marolla, Francesca Di Daniele, Annalisa Noce	**Titel:**	Vegan Diet Health Benefits in Metabolic Syndrome
DOI:	10.3390/nu13030817	**Datum:**	2021 Mar 2
Website:	PubMed Central (PMC)	**Uitgever:**	Nutrients

[s4] - https://pmc.ncbi.nlm.nih.gov/articles/PMC8569690/

Auteur:	Tejaswini Ashok, Harivarsha Puttam, Victoria Clarice A Tarnate, Sharan Jhaveri, Chaithanya Avanthika, Amanda Guadalupe Trejo Treviño, Sandeep SL, Nazia T Ahmed	**Titel:**	Role of Vitamin B12 and Folate in Metabolic Syndrome
door:	National Center for Biotechnology Information (NCBI)	**DOI:**	10.7759/cureus.18521
Datum:	2021 Oct 6	**Website:**	PubMed Central (PMC)
Uitgever:	Cureus		

[s5] - https://pmc.ncbi.nlm.nih.gov/articles/PMC4488002/

Auteur:	Romilly E Hodges, Deanna M Minich	**Titel:**	Modulation of Metabolic Detoxification Pathways Using Foods and Food-Derived Components: A Scientific Review with Clinical Application
door:	PubMed Central (PMC)	**DOI:**	10.1155/2015/760689
Datum:	2015 Jun 16	**Website:**	pmc.ncbi.nlm.nih.gov
Uitgever:	Journal of Nutrition and Metabolism		

[s6] - https://pmc.ncbi.nlm.nih.gov/articles/PMC4516560/

Auteur:	Ruth E Patterson, Gail A Laughlin, Dorothy D Sears, Andrea Z LaCroix, Catherine Marinac, Linda C Gallo, Sheri J Hartman, Loki Natarajan, Carolyn M Senger, María Elena Martí nez, Adriana Villaseñor	**Titel:**	INTERMITTENT FASTING AND HUMAN METABOLIC HEALTH
door:	Moores UCSD Cancer Center, University of California, San Diego	**DOI:**	10.1016/j.jand.2015.02.018
Datum:	2015-04-06	**Website:**	PubMed Central (PMC)

[s7] - https://pmc.ncbi.nlm.nih.gov/articles/PMC3735932/

Auteur:	Gijs den Besten, Karen van Eunen, Albert K Groen, Koen Venema, Dirk-Jan Reijngoud, Barbara M Bakker	**Titel:**	The role of short-chain fatty acids in the interplay between diet, gut microbiota, and host energy metabolism
door:	University Medical Center Groningen; TNO	**DOI:**	10.1194/jlr.R036012
Datum:	2013 Sep	**Website:**	PubMed Central (PMC)
Uitgever:	Journal of Lipid Research		

[s8] - https://pmc.ncbi.nlm.nih.gov/articles/PMC3946160/

Auteur:	Valter D Longo, Mark P Mattson	**Titel:**	Fasting: Molecular Mechanisms and Clinical Applications
DOI:	10.1016/j.cmet.2013.12.008	**Datum:**	2014 Jan 16
Website:	PubMed Central (PMC)	**Uitgever:**	Cell metabolism

[s9] - https://pmc.ncbi.nlm.nih.gov/articles/PMC4044302/

Auteur:	Rashmi Mullur, Yan-Yun Liu, Gregory A Brent	**Titel:**	Thyroid Hormone Regulation of Metabolism
door:	VA Greater Los Angeles Healthcare System, Departments of Medicine and Physiology, David Geffen School of Medicine at UCLA, Los Angeles, California	**DOI:**	10.1152/physrev.00030.2013
Datum:	2014 Apr	**Website:**	PubMed Central (PMC)
Uitgever:	Physiological Reviews		

[s10] - https://pmc.ncbi.nlm.nih.gov/articles/PMC5466941/

Auteur:	Michelle McMacken, Sapana Shah	**Titel:**	A plant-based diet for the prevention and treatment of type 2 diabetes
DOI:	10.11909/j.issn.1671-5411.2017.05.009	**Datum:**	2017 May
Website:	PubMed Central (PMC)	**Uitgever:**	Journal of Geriatric Cardiology : JGC

[s11] - https://pmc.ncbi.nlm.nih.gov/articles/PMC5579641/

Auteur:	Hana Kahleova, Susan Levin, Neal Barnard	**Titel:**	Cardio-Metabolic Benefits of Plant-Based Diets
door:	Physicians Committee for Responsible Medicine	**DOI:**	10.3390/nu9080848
Datum:	2017 Aug 9	**Website:**	PubMed Central (PMC)
Uitgever:	Nutrients		

[s12] - https://pmc.ncbi.nlm.nih.gov/articles/PMC6723444/

Auteur:	Insaf Berrazaga, Valérie Micard, Marine Gueugneau, Stéphane Walrand	**Titel:**	The Role of the Anabolic Properties of Plant- versus Animal-Based Protein Sources in Supporting Muscle Mass Maintenance: A Critical Review
door:	National Center for Biotechnology Information (NCBI)	**DOI:**	10.3390/nu11081825
Datum:	2019 Aug 7	**Website:**	PubMed Central (PMC)
Uitgever:	Nutrients		

[s13] - https://pmc.ncbi.nlm.nih.gov/articles/PMC8623061/

Auteur:	Winston J Craig, Ann Reed Mangels, Ujué Fresán, Kate Marsh, Fayth L Miles, Angela V Saunders, Ella H Haddad, Celine E Heskey, Patricia Johnston, Enette Larson-Meyer, Michael Orlich	**Titel:**	The Safe and Effective Use of Plant-Based Diets with Guidelines for Health Professionals
DOI:	10.3390/nu13114144	**Datum:**	2021 Nov 19
Website:	PubMed Central (PMC)	**Uitgever:**	Nutrients

[s14] - https://pmc.ncbi.nlm.nih.gov/articles/PMC8804093/

Auteur:	Sapna Langyan, Pranjal Yadava, Fatima Nazish Khan, Zahoor A Dar, Renu Singh, Ashok Kumar	**Titel:**	Sustaining Protein Nutrition Through Plant-Based Foods
DOI:	10.3389/fnut.2021.772573	**Datum:**	2022 Jan 18
Website:	PubMed Central (PMC)	**Uitgever:**	Frontiers in Nutrition

[s15] - https://pmc.ncbi.nlm.nih.gov/articles/PMC10665534/

Auteur:	Edyta Łuszczki, Faustina Boakye, Magdalena Zielińska, Katarzyna Dereń, Anna Bartosiewicz, Łukasz Oleksy, Artur Stolarczyk	**Titel:**	Vegan diet: nutritional components, implementation, and effects on adults' health
DOI:	10.3389/fnut.2023.1294497	**Datum:**	2023 Nov 9
Website:	PubMed Central (PMC)	**Uitgever:**	Frontiers in Nutrition

[s16] - https://pmc.ncbi.nlm.nih.gov/articles/PMC10103000/

Auteur:	Minu S Thomas, Mariana Calle, Maria Luz Fernandez	**Titel:**	Healthy plant-based diets improve dyslipidemias, insulin resistance, and inflammation in metabolic syndrome. A narrative review
DOI:	10.1016/j.advnut.2022.10.002	**Datum:**	2022 Dec 17
Website:	PubMed Central (PMC)	**Uitgever:**	Advances in Nutrition

[s17] - https://pmc.ncbi.nlm.nih.gov/articles/PMC10516628/

Auteur:	Tian Wang, Andrius Masedunskas, Walter C Willett, Luigi Fontana	**Titel:**	Vegetarian and vegan diets: benefits and drawbacks
DOI:	10.1093/eurheartj/ehad436	**Datum:**	2023 Jul 14
Website:	PubMed Central (PMC)	**Uitgever:**	European Heart Journal

[s18] - https://pmc.ncbi.nlm.nih.gov/articles/PMC10573653/

Auteur:	Diana Zarantonello, Giuliano Brunori	**Titel:**	The Role of Plant-Based Diets in Preventing and Mitigating Chronic Kidney Disease: More Light than Shadows
door:	Department of Nephrology, Santa Chiara Hospital, APSS	**DOI:**	10.3390/jcm12196137
Datum:	2023 Sep 22	**Website:**	PubMed Central (PMC)
Uitgever:	Journal of Clinical Medicine		

[s19] - https://pmc.ncbi.nlm.nih.gov/articles/PMC5579641/

Auteur:	Hana Kahleova, Susan Levin, Neal Barnard	**Titel:**	Cardio-Metabolic Benefits of Plant-Based Diets
door:	Physicians Committee for Responsible Medicine, George Washington University School of Medicine and Health Sciences	**DOI:**	10.3390/nu9080848
Datum:	2017 Aug 9	**Website:**	PubMed Central (PMC)
Uitgever:	Nutrients		

[s20] - https://pmc.ncbi.nlm.nih.gov/articles/PMC9002735/

Auteur:	Michalina Banaszak, Ilona Górna, Juliusz Przysławski	**Titel:**	Non-Pharmacological Treatments for Insulin Resistance: Effective Intervention of Plant-Based Diets—A Critical Review
door:	Poznan University of Medical Sciences	**DOI:**	10.3390/nu14071400
Datum:	2022 Mar 27	**Website:**	PubMed Central (PMC)
Uitgever:	Nutrients		

[s21] - https://pmc.ncbi.nlm.nih.gov/articles/PMC6742661/

Auteur:	Evelyn Medawar, Sebastian Huhn, Arno Villringer, A Veronica Witte	**Titel:**	The effects of plant-based diets on the body and the brain: a systematic review
DOI:	10.1038/s41398-019-0552-0	**Datum:**	2019 Sep 12
Website:	PubMed Central (PMC)	**Uitgever:**	Nature Publishing Group

[s22] - https://pmc.ncbi.nlm.nih.gov/articles/PMC10665534/

Auteur:	Edyta Łuszczki, Faustina Boakye, Magdalena Zielińska, Katarzyna Dereń, Anna Bartosiewicz, Łukasz Oleksy, Artur Stolarczyk	**Titel:**	Vegan diet: nutritional components, implementation, and effects on adults' health
door:	National Center for Biotechnology Information (NCBI)	**DOI:**	10.3389/fnut.2023.1294497
Datum:	2023 Nov 9	**Website:**	PubMed Central (PMC)
Uitgever:	Frontiers in Nutrition		

[s23] - https://pmc.ncbi.nlm.nih.gov/articles/PMC5466941/

Auteur:	Michelle McMacken, Sapana Shah	**Titel:**	A plant-based diet for the prevention and treatment of type 2 diabetes
door:	New York University School of Medicine	**DOI:**	10.11909/j.issn.1671-5411.2017.05.009
Datum:	2017 May	**Website:**	PubMed Central (PMC)
Uitgever:	Journal of Geriatric Cardiology : JGC		

[s24] - https://pmc.ncbi.nlm.nih.gov/articles/PMC10573653/

Auteur:	Diana Zarantonello, Giuliano Brunori	**Titel:**	The Role of Plant-Based Diets in Preventing and Mitigating Chronic Kidney Disease: More Light than Shadows
DOI:	10.3390/jcm12196137	**Datum:**	2023 Sep 22
Website:	PubMed Central (PMC)	**Uitgever:**	Journal of Clinical Medicine

[s25] - https://pmc.ncbi.nlm.nih.gov/articles/PMC8623061/

Auteur:	Winston J Craig, Ann Reed Mangels, Ujué Fresán, Kate Marsh, Fayth L Miles, Angela V Saunders, Ella H Haddad, Celine E Heskey, Patricia Johnston, Enette Larson-Meyer, Michael Orlich	**Titel:**	The Safe and Effective Use of Plant-Based Diets with Guidelines for Health Professionals
DOI:	10.3390/nu13114144	**Datum:**	2021 Nov 19
Website:	PubMed Central (PMC)	**Uitgever:**	Nutrients

[s26] - https://pmc.ncbi.nlm.nih.gov/articles/PMC10773664/

Auteur:	Tariq Aziz, Nageen Hussain, Zunaira Hameed, Lin Lin	**Titel:**	Elucidating the role of diet in maintaining gut health to reduce the risk of obesity, cardiovascular and other age-related inflammatory diseases: recent challenges and future recommendations
DOI:	10.1080/19490976.2023.2297864	**Datum:**	2024 Jan 4
Website:	PubMed Central (PMC)		

[s27] - https://pmc.ncbi.nlm.nih.gov/articles/PMC8839325/

Auteur:	Izzah Vasim, Chaudry N Majeed, Mark D DeBoer	**Titel:**	Intermittent Fasting and Metabolic Health
door:	Wake Forest University School of Medicine, University of Virginia School of Medicine	**DOI:**	10.3390/nu14030631
Datum:	2022 Jan 31	**Website:**	PubMed Central (PMC)
Uitgever:	Nutrients		

[s28] - https://pmc.ncbi.nlm.nih.gov/articles/PMC7999488/

Auteur:	Giulia Marrone, Cristina Guerriero, Daniela Palazzetti, Paolo Lido, Alessandro Marolla, Francesca Di Daniele, Annalisa Noce	**Titel:**	Vegan Diet Health Benefits in Metabolic Syndrome
door:	University of Rome Tor Vergata; National Library of Medicine (NLM); National Institutes of Health (NIH)	**DOI:**	10.3390/nu13030817
Datum:	2021 Mar 2	**Website:**	PubMed Central (PMC)
Uitgever:	Nutrients		

[s29] - https://pmc.ncbi.nlm.nih.gov/articles/PMC10665534/

Auteur:	Edyta Łuszczki, Faustina Boakye, Magdalena Zielińska, Katarzyna Dereń, Anna Bartosiewicz, Łukasz Oleksy, Artur Stolarczyk	**Titel:**	Vegan diet: nutritional components, implementation, and effects on adults' health
door:	Institute of Health Sciences, Medical College of Rzeszów University, Rzeszów, Poland; Faculty of Health Sciences, Department of Physiotherapy, Jagiellonian University Medical College, Kraków, Poland; Orthopedic and Rehabilitation Department, Medical University of Warsaw, Warsaw, Poland	**DOI:**	10.3389/fnut.2023.1294497
Datum:	2023 Nov 9	**Website:**	PubMed Central (PMC)
Uitgever:	Frontiers in Nutrition		

[s30] - https://pmc.ncbi.nlm.nih.gov/articles/PMC4488002/

Auteur:	Romilly E Hodges, Deanna M Minich	**Titel:**	Modulation of Metabolic Detoxification Pathways Using Foods and Food-Derived Components: A Scientific Review with Clinical Application
door:	University of Bridgeport; Institute for Functional Medicine; University of Western States	**DOI:**	10.1155/2015/760689
Datum:	2015 Jun 16	**Website:**	PubMed Central (PMC)
Uitgever:	Journal of Nutrition and Metabolism		

[s31] - https://pmc.ncbi.nlm.nih.gov/articles/PMC4488002/

Auteur:	Romilly E Hodges, Deanna M Minich	**Titel:**	Modulation of Metabolic Detoxification Pathways Using Foods and Food-Derived Components: A Scientific Review with Clinical Application
door:	University of Bridgeport, Institute for Functional Medicine, University of Western States	**DOI:**	10.1155/2015/760689
Datum:	2015 Jun 16	**Website:**	PubMed Central (PMC)
Uitgever:	Journal of Nutrition and Metabolism		

[s32] - https://pmc.ncbi.nlm.nih.gov/articles/PMC9953584/

Auteur:	Merlin Jesso Abraham, Adham El Sherbini, Mohammad El-Diasty, Sussan Askari, Myron R Szewczuk	**Titel:**	Restoring Epigenetic Reprogramming with Diet and Exercise to Improve Health-Related Metabolic Diseases
door:	Queen's University, Kingston Health Science Centre	**DOI:**	10.3390/biom13020318
Datum:	2023 Feb 7	**Website:**	PubMed Central (PMC)
Uitgever:	Biomolecules		

[s33] - https://pmc.ncbi.nlm.nih.gov/articles/PMC8840645/

Auteur:	Christopher Weyh, Karsten Krüger, Peter Peeling, Lindy Castell	**Titel:**	The Role of Minerals in the Optimal Functioning of the Immune System
door:	University of Giessen, University of Western Australia, Green Templeton College, University of Oxford	**DOI:**	10.3390/nu14030644
Datum:	2022 Feb 2	**Website:**	PubMed Central (PMC)
Uitgever:	Nutrients		

[s34] - https://pmc.ncbi.nlm.nih.gov/articles/PMC4772032/

Auteur:	David O Kennedy	**Titel:**	B Vitamins and the Brain: Mechanisms, Dose and Efficacy—A Review
door:	Brain, Performance and Nutrition Research Centre, Northumbria University	**DOI:**	10.3390/nu8020068
Datum:	2016 Jan 28	**Website:**	PubMed Central (PMC)
Uitgever:	Nutrients		

[s35] - https://pmc.ncbi.nlm.nih.gov/articles/PMC4608274/

Auteur:	Rani Polak, Edward M Phillips, Amy Campbell	**Titel:**	Legumes: Health Benefits and Culinary Approaches to Increase Intake
door:	Institute of Lifestyle Medicine, Joslin Diabetes Center, Department of Physical Medicine & Rehabilitation, Harvard Medical School, Boston, MA; Good Measures—Education Content Development and Training, Boston, MA	**DOI:**	10.2337/diaclin.33.4.198
Datum:	2015 Oct	**Website:**	PubMed Central (PMC)
Uitgever:	Clinical Diabetes : A Publication of the American Diabetes Association		

[s36] - https://pmc.ncbi.nlm.nih.gov/articles/PMC2941756/

Auteur:	Richard J Bloomer, Mohammad M Kabir, Robert E Canale, John F Trepanowski, Kate E Marshall, Tyler M Farney, Kelley G Hammond	**Titel:**	Effect of a 21 day Daniel Fast on metabolic and cardiovascular disease risk factors in men and women
door:	The University of Memphis	**DOI:**	10.1186/1476-511X-9-94
Datum:	2010 Sep 3	**Website:**	PubMed Central (PMC)
Uitgever:	Lipids in Health and Disease		

[s37] - https://pmc.ncbi.nlm.nih.gov/articles/PMC4501369/

Auteur:	Rebecca M Leech, Anthony Worsley, Anna Timperio, Sarah A McNaughton	**Titel:**	Understanding meal patterns: definitions, methodology and impact on nutrient intake and diet quality
door:	Centre for Physical Activity and Nutrition Research (C-PAN), School of Exercise and Nutrition Sciences, Deakin University	**DOI:**	10.1017/S0954422414000262
Datum:	2015 Jun	**Website:**	PubMed Central (PMC)

[s38] - https://www.nia.nih.gov/health/healthy-eating-nutrition-and-diet/healthy-meal-planning-tips-older-adults

Titel:	Healthy Meal Planning: Tips for Older Adults	**door:**	National Institute on Aging
Website:	National Institute on Aging	**Uitgever:**	National Institute of Health (NIH)

[s39] - https://pmc.ncbi.nlm.nih.gov/articles/PMC7213043/

Auteur:	Emily N C Manoogian, Amandine Chaix, Satchidananda Panda	**Titel:**	When to Eat: The Importance of Eating Patterns in Health and Disease
DOI:	10.1177/0748730419892105	**Datum:**	2019 Dec 8
Website:	PubMed Central (PMC)		

[s40] - https://pmc.ncbi.nlm.nih.gov/articles/PMC9010393/

Auteur:	Rochelle Davis, Michelle Rogers, Alison M Coates, Gloria K W Leung, Maxine P Bonham	**Titel:**	The Impact of Meal Timing on Risk of Weight Gain and Development of Obesity: a Review of the Current Evidence and Opportunities for Dietary Intervention
DOI:	10.1007/s11892-022-01457-0	**Datum:**	2022 Apr 11
Website:	PubMed Central (PMC)	**Uitgever:**	Current Diabetes Reports

[s41] - https://pmc.ncbi.nlm.nih.gov/articles/PMC5582404/

Auteur:	Aránzazu Aparicio, Elena E Rodríguez-Rodríguez, Javier Aranceta-Bartrina, Ángel Gil, Marcela González-Gross, Lluis Serra-Majem, Gregorio Varela-Moreiras, Rosa Maria Ortega	**Titel:**	Differences in meal patterns and timing with regard to central obesity in the ANIBES ('Anthropometric data, macronutrients and micronutrients intake, practice of physical activity, socioeconomic data and lifestyles in Spain') Study
DOI:	10.1017/S1368980017000635	**Datum:**	2017 Apr 17
Website:	PubMed Central (PMC)	**Uitgever:**	Public Health Nutrition

[s42] - https://pmc.ncbi.nlm.nih.gov/articles/PMC8304791/

Auteur:	Ellen Niederberger, Michael J Parnham	**Titel:**	The Impact of Diet and Exercise on Drug Responses
DOI:	10.3390/ijms22147692	**Datum:**	2021 Jul 19
Website:	PubMed Central (PMC)	**Uitgever:**	International Journal of Molecular Sciences

[s43] - https://www.niddk.nih.gov/health-information/weight-management/take-charge-health-guide-teenagers

Titel:	Take Charge of Your Health: A Guide for Teenagers	**door:**	National Institute of Diabetes and Digestive and Kidney Diseases (NIDDK)
Datum:	2024-12-13	**Website:**	NIDDK
Uitgever:	NIDDK		

[s44] - https://pmc.ncbi.nlm.nih.gov/articles/PMC10661909/

Auteur:	Lydia Alexander, Sandra M Christensen, Larry Richardson, Amy Beth Ingersoll, Karli Burridge, Angela Golden, Sara Karjoo, Danielle Cortez, Michael Shelver, Harold Edward Bays	**Titel:**	Nutrition and physical activity: An Obesity Medicine Association (OMA) Clinical Practice Statement 2022
door:	Obesity Medicine Association (OMA)	**DOI:**	10.1016/j.obpill.2021.100005
Datum:	2022 Jan 10	**Website:**	PubMed Central (PMC)

[s45] - https://www.niddk.nih.gov/health-information/weight-management/myths-nutrition-physical-activity

Titel:	Some Myths about Nutrition & Physical Activity	**door:**	National Institute of Diabetes and Digestive and Kidney Diseases (NIDDK)
Datum:	2025-01-08	**Website:**	NIDDK
Uitgever:	NIDDK - National Institute of Diabetes and Digestive and Kidney Diseases		

[s46] - https://www.niddk.nih.gov/health-information/weight-management/keep-active-eat-healthy-feel-great

Titel:	Keep Active & Eat Healthy to Improve Well-being & Feel Great - NIDDK	**door:**	National Institute of Diabetes and Digestive and Kidney Diseases (NIDDK)
Datum:	2025-01-08	**Website:**	NIDDK
Uitgever:	NIDDK - National Institute of Diabetes and Digestive and Kidney Diseases		

[s47] - https://pmc.ncbi.nlm.nih.gov/articles/PMC8017325/

Auteur:	Ju Young Kim	**Titel:**	Optimal Diet Strategies for Weight Loss and Weight Loss Maintenance
door:	Department of Family Medicine, Seoul National University Bundang Hospital, Seongnam, Korea	**DOI:**	10.7570/jomes20065
Datum:	2020 Oct 27	**Website:**	PubMed Central (PMC)
Uitgever:	Journal of Obesity & Metabolic Syndrome		

[s48] - https://pubmed.ncbi.nlm.nih.gov/17313722/

Auteur:	Poortvliet PC, Bérubé-Parent S, Drapeau V, Lamarche B, Blundell JE, Tremblay A	**Titel:**	Effects of a healthy meal course on spontaneous energy intake, satiety and palatability
DOI:	10.1017/S000711450738135X	**Datum:**	2007 Mar
Website:	PubMed	**Uitgever:**	Br J Nutr

[s49] - https://pubmed.ncbi.nlm.nih.gov/34067077/

Auteur:	Rossi L, Ferrari M, Martone D, Benvenuti L, De Santis A	**Titel:**	The Promotions of Sustainable Lunch Meals in School Feeding Programs: The Case of Italy
door:	National Center for Biotechnology Information (NCBI)	**DOI:**	10.3390/nu13051571
Datum:	05/07/2021	**Website:**	PubMed
Uitgever:	Nutrients		

[s50] - https://pmc.ncbi.nlm.nih.gov/articles/PMC10271820/

Auteur:	Celia J Prynne, Caroline Handford, Valerie Dunn, Diane Bamber, Ian M Goodyer, Alison M Stephen	**Titel:**	The quality of midday meals eaten at school by adolescents; school lunches compared with packed lunches and their contribution to total energy and nutrient intakes
door:	MRC Human Nutrition Research, Elsie Widdowson Laboratory; Department of Psychiatry, University of Cambridge	**DOI:**	10.1017/S1368980011002205
Datum:	2011 Sep 7	**Website:**	PubMed Central (PMC)
Uitgever:	Public Health Nutrition		

[s51] - https://pmc.ncbi.nlm.nih.gov/articles/PMC4501369/

Auteur:	Rebecca M Leech, Anthony Worsley, Anna Timperio, Sarah A McNaughton	**Titel:**	Understanding meal patterns: definitions, methodology and impact on nutrient intake and diet quality
door:	Deakin University	**DOI:**	10.1017/S0954422414000262
Datum:	2015 Jun	**Website:**	PubMed Central (PMC)

[s52] - https://pmc.ncbi.nlm.nih.gov/articles/PMC10818516/

Auteur:	Giuseppina Federici, Vincenzo Marcotrigiano, Erica Bino, Alberto Lovat, Angela Padoin, Gerardo Salerno, Pamela D'Incà, Christian Napoli, Sandro Cinquetti	**Titel:**	Healthy Snack Project: Improving Healthy Choices through Multidisciplinary Food Education Actions
door:	Local Health Authority "ULSS 1 Dolomiti", Sapienza University of Rome	**DOI:**	10.3390/nu16020255
Datum:	2024 Jan 14	**Website:**	PMC (PubMed Central)
Uitgever:	Nutrients		

[s53] - https://pmc.ncbi.nlm.nih.gov/articles/PMC5227968/

Auteur:	Melissa Anne Fernandez, André Marette	**Titel:**	Potential Health Benefits of Combining Yogurt and Fruits Based on Their Probiotic and Prebiotic Properties
DOI:	10.3945/an.115.011114	**Datum:**	2017 Jan 11
Website:	PubMed Central (PMC)	**Uitgever:**	Advances in Nutrition

[s54] - https://pubmed.ncbi.nlm.nih.gov/29486784/

Auteur:	Si Hassen W, Castetbon K, Tichit C, Péneau S, Nechba A, Ducrot P, Lampuré A, Bellisle F, Hercberg S, Méjean C	**Titel:**	Energy, nutrient and food content of snacks in French adults
door:	PubMed	**DOI:**	10.1186/s12937-018-0336-z
Datum:	02/27/2018	**Website:**	PubMed
Uitgever:	Nutr J		

[s55] - https://pubmed.ncbi.nlm.nih.gov/25266206/

Auteur:	Ortinau LC, Hoertel HA, Douglas SM, Leidy HJ	**Titel:**	Effects of high-protein vs. high- fat snacks on appetite control, satiety, and eating initiation in healthy women
door:	PubMed	**DOI:**	10.1186/1475-2891-13-97
Datum:	09/29/2014	**Website:**	PubMed
Uitgever:	Nutr J		

[s56] - https://pmc.ncbi.nlm.nih.gov/articles/PMC5015032/

Auteur:	Valentine Yanchou Njike, Teresa M Smith, Omree Shuval, Kerem Shuval, Ingrid Edshteyn, Vahid Kalantari, Amy L Yaroch	**Titel:**	Snack Food, Satiety, and Weight
DOI:	10.3945/an.115.009340	**Datum:**	2016 Sep 7
Website:	PubMed Central (PMC)	**Uitgever:**	Advances in Nutrition

[s57] - https://pubmed.ncbi.nlm.nih.gov/24084509/
Auteur: Tan SY; Mattes RD. **Titel:** Appetitive, dietary and health effects of almonds consumed with meals or as snacks: a randomized, controlled trial
DOI: 10.1038/ejcn.2013.184 **Datum:** 2013 Nov
Website: PubMed **Uitgever:** Eur J Clin Nutr

[s58] - https://pubmed.ncbi.nlm.nih.gov/16376636/
Auteur: Ziegler P;Briefel R;Ponza M;Novak T;Hendricks K **Titel:** Nutrient intakes and food patterns of toddlers' lunches and snacks: influence of location
door: National Center for Biotechnology Information (NCBI) **DOI:** 10.1016/j.jada.2005.09.036
Datum: 2006 Jan **Website:** PubMed
Uitgever: J Am Diet Assoc

[s59] - https://pubmed.ncbi.nlm.nih.gov/23742659/
Auteur: Ortinau LC, Culp JM, Hoertel HA, Douglas SM, Leidy HJ **Titel:** The effects of increased dietary protein yogurt snack in the afternoon on appetite control and eating initiation in healthy women
DOI: 10.1186/1475-2891-12-71 **Datum:** 06/06/2013
Website: PubMed **Uitgever:** Nutr J

[s60] - https://pmc.ncbi.nlm.nih.gov/articles/PMC7810167/
Auteur: Jawaid Shaw, Victoria Tate, Jennifer Hanson, Jasmohan S Bajaj **Titel:** What diet should I recommend my patient with Hepatic Encephalopathy?
door: Virginia Commonwealth University; McGuire VA Medical Center **DOI:** 10.1007/s11901-020-00510-4
Datum: 2020 Mar 5 **Website:** PubMed Central (PMC)

[s61] - https://pmc.ncbi.nlm.nih.gov/articles/PMC10420913/
Auteur: Laura Leoni, Filippo Valoriani, Riccardo Barbieri, Martina Pambianco, Martina Vinciguerra, Chiara Sicuro, Antonio Colecchia, Renata Menozzi, Federico Ravaioli **Titel:** Unlocking the Power of Late-Evening Snacks: Practical Ready-to-Prescribe Chart Menu for Patients with Cirrhosis
door: University Hospital of Modena and Reggio Emilia; University of Modena & Reggio Emilia; University of Bologna **DOI:** 10.3390/nu15153471
Datum: 2023 Aug 5 **Website:** PMC (PubMed Central)

[s62] - https://pmc.ncbi.nlm.nih.gov/articles/PMC5946297/
Auteur: Roswitha Siener **Titel:** Dietary Treatment of Metabolic Acidosis in Chronic Kidney Disease
door: University Stone Centre, Department of Urology, University of Bonn **DOI:** 10.3390/nu10040512
Datum: 2018 Apr 20 **Website:** PubMed Central (PMC)
Uitgever: Nutrients

[s63] - https://pmc.ncbi.nlm.nih.gov/articles/PMC8308732/

Auteur:	Małgorzata Szczuko, Justyna Kikut, Urszula Szczuko, Iwona Szydłowska, Jolanta Nawrocka-Rutkowska, Maciej Ziętek, Donatella Verbanac, Luciano Saso	**Titel:**	Nutrition Strategy and Life Style in Polycystic Ovary Syndrome—Narrative Review
door:	Pomeranian Medical University in Szczecin; University of Zagreb; Sapienza University	**DOI:**	10.3390/nu13072452
Datum:	2021 Jul 18	**Website:**	PubMed Central (PMC)
Uitgever:	MDPI		

[s64] - https://pmc.ncbi.nlm.nih.gov/articles/PMC7146511/

Auteur:	Pietro Manuel Ferraro, Matteo Bargagli, Alberto Trinchieri, Giovanni Gambaro	**Titel:**	Risk of Kidney Stones: Influence of Dietary Factors, Dietary Patterns, and Vegetarian–Vegan Diets
DOI:	10.3390/nu12030779	**Datum:**	2020 Mar 15
Website:	PubMed Central (PMC)		

[s65] - https://www.mdpi.com/2072-6643/16/24/4323

Auteur:	María Ángeles Martín, Sonia Ramos	**Titel:**	Effects of Phytochemicals on Metabolic Diseases and Human Health
door:	Multidisciplinary Digital Publishing Institute	**DOI:**	10.3390/nu16244323
Datum:	2024-12-14	**Website:**	MDPI
Uitgever:	Multidisciplinary Digital Publishing Institute		

[s66] - https://pmc.ncbi.nlm.nih.gov/articles/PMC10665534/

Auteur:	Edyta Łuszczki, Faustina Boakye, Magdalena Zielińska, Katarzyna Dereń, Anna Bartosiewicz, Łukasz Oleksy, Artur Stolarczyk	**Titel:**	Vegan diet: nutritional components, implementation, and effects on adults' health
DOI:	10.3389/fnut.2023.1294497	**Datum:**	2023 Nov 9
Website:	PubMed Central (PMC)	**Uitgever:**	Frontiers in Nutrition

[s67] - https://pmc.ncbi.nlm.nih.gov/articles/PMC7922953/

Auteur:	Marina Reguero, Marta Gómez de Cedrón, Sonia Wagner, Guillermo Reglero, José Carlos Quintela, Ana Ramírez de Molina	**Titel:**	Precision Nutrition to Activate Thermogenesis as a Complementary Approach to Target Obesity and Associated-Metabolic-Disorders
DOI:	10.3390/cancers13040866	**Datum:**	2021 Feb 18
Website:	PubMed Central (PMC)	**Uitgever:**	MDPI

[s68] - https://pmc.ncbi.nlm.nih.gov/articles/PMC4517036/

Auteur:	Tiziana Montalcini, Daniele De Bonis, Yvelise Ferro, Ilaria Carè, Elisa Mazza, Francesca Accattato, Marta Greco, Daniela Foti, Stefano Romeo, Elio Gulletta, Arturo Pujia	**Titel:**	High Vegetable Fats Intake Is Associated with High Resting Energy Expenditure in Vegetarians
door:	University Magna Grecia, Catanzaro, Italy; University of Gothenburg, Gothenburg, Sweden	**DOI:**	10.3390/nu7075259
Datum:	2015 Jul 17	**Website:**	PubMed Central (PMC)
Uitgever:	MDPI		

[s69] - https://pmc.ncbi.nlm.nih.gov/articles/PMC4516560/

Auteur:	Ruth E Patterson, Gail A Laughlin, Dorothy D Sears, Andrea Z LaCroix, Catherine Marinac, Linda C Gallo, Sheri J Hartman, Loki Natarajan, Carolyn M Senger, María Elena Martí nez, Adriana Villaseñor	**Titel:**	INTERMITTENT FASTING AND HUMAN METABOLIC HEALTH
door:	Moores UCSD Cancer Center, University of California, San Diego	**DOI:**	10.1016/j.jand.2015.02.018
Datum:	2015-04-06	**Website:**	PubMed Central (PMC)

[s70] - https://pmc.ncbi.nlm.nih.gov/articles/PMC5388543/

Auteur:	Valter D Longo, Satchidananda Panda	**Titel:**	Fasting, circadian rhythms, and time restricted feeding in healthy lifespan
door:	University of Southern California, IFOM, FIRC Institute of Molecular Oncology, Salk institute for Biological Studies	**DOI:**	10.1016/j.cmet.2016.06.001
Datum:	2016 Jun 14	**Website:**	PubMed Central (PMC)
Uitgever:	Cell metabolism		

[s71] - https://pmc.ncbi.nlm.nih.gov/articles/PMC10528391/

Auteur:	Maria M Mihaylova, Amandine Chaix, Mirela Delibegovic, Jon J Ramsey, Joseph Bass, Girish Melkani, Rajat Singh, Zheng Chen, William W Ja, Michele Shirasu-Hiza, Mary N Latimer, Julie A Mattison, Anna E Thalacker-Mercer, Vishwa Deep Dixit, Satchidananda Panda, Dudley W Lamming	**Titel:**	When a calorie is not just a calorie: diet quality and timing as mediators of metabolism and healthy aging
DOI:	10.1016/j.cmet.2023.06.008	**Datum:**	2023 Jun 30
Website:	PubMed Central (PMC)	**Uitgever:**	Cell metabolism

[s72] - https://pmc.ncbi.nlm.nih.gov/articles/PMC10803520/

Auteur:	Elham Hosseini, Achraf Ammar, Jessica K Josephson, Deanna L Gibson, Gholamreza Askari, Nicola L Bragazzi, Khaled Trabelsi, Wolfgang I Schöllhorn, Zeinab Mokhtari	**Titel:**	Fasting diets: what are the impacts on eating behaviors, sleep, mood, and well-being?
DOI:	10.3389/fnut.2023.1256101	**Datum:**	2024 Jan 9
Website:	PubMed Central (PMC)	**Uitgever:**	Frontiers in Nutrition

[s73] - https://pmc.ncbi.nlm.nih.gov/articles/PMC8839325/

Auteur:	Izzah Vasim, Chaudry N Majeed, Mark D DeBoer	**Titel:**	Intermittent Fasting and Metabolic Health
door:	Wake Forest University School of Medicine; University of Virginia School of Medicine	**DOI:**	10.3390/nu14030631
Datum:	2022 Jan 31	**Website:**	PubMed Central (PMC)
Uitgever:	Nutrients		

[s74] - https://pmc.ncbi.nlm.nih.gov/articles/PMC8878449/

Auteur:	Emilia Papakonstantinou, Christina Oikonomou, George Nychas, George D Dimitriadis	**Titel:**	Effects of Diet, Lifestyle, Chrononutrition and Alternative Dietary Interventions on Postprandial Glycemia and Insulin Resistance
door:	Agricultural University of Athens; National and Kapodistrian University of Athens	**DOI:**	10.3390/nu14040823
Datum:	2022 Feb 16	**Website:**	PMC (PubMed Central)
Uitgever:	Nutrients		

[s75] - https://pubmed.ncbi.nlm.nih.gov/21483792/

Auteur:	Wielinga PY; Yakala GK; Heeringa P; Kleemann R; Kooistra T	**Titel:**	Beneficial effects of alternate dietary regimen on liver inflammation, atherosclerosis and renal activation
DOI:	10.1371/journal.pone.0018432	**Datum:**	03/31/2011
Website:	PubMed	**Uitgever:**	PLoS One

[s76] - https://pmc.ncbi.nlm.nih.gov/articles/PMC3144606/

Auteur:	M S Chaya, H R Nagendra	**Titel:**	Long-term effect of yogic practices on diurnal metabolic rates of healthy subjects
DOI:	10.4103/0973-6131.36761	**Datum:**	2008 Jan-Jun
Website:	PubMed Central (PMC)	**Uitgever:**	International Journal of Yoga

[s77] - https://pmc.ncbi.nlm.nih.gov/articles/PMC10713007/

Auteur:	Fadi J Charchar, Priscilla R Prestes, Charlotte Mills, Siew Mooi Ching, Dinesh Neupane, Francine Z Marques, James E Sharman, Liffert Vogt, Louise M Burrell, Lyudmila Korostovtseva, Manja Zec, Mansi Patil, Martin G Schultz, Matthew P Wallen, Nicolás F Renna, Sheikh Mohammed Shariful Islam, Swapnil Hiremath, Tshewang Gyeltshen, Yook-Chin Chia, Abhinav Gupta, Aletta E Schutte, Britt Klein, Claudio Borghi, Colette J Browning, Marta Czesnikiewicz-Guzik, Hae-Young Lee, Hiroshi Itoh, Katsuyuki Miura, Mattias Brunström, Norm RC Campbell, Olutope Arinola Akinnibossun, Praveen Veerabhadrappa, Richard D Wainford, Ruan Kruger, Shane A Thomas, Takahiro Komori, Udaya Ralapanawa, Véronique A Cornelissen, Vikas Kapil, Yan Li, Yuqing Zhang, Tazeen H Jafar, Nadia Khan, Bryan Williams	**Titel:**	Lifestyle management of hypertension: International Society of Hypertension position paper endorsed by the World Hypertension League and European Society of Hypertension
Website:	PMC (PubMed Central)		

[s78] - https://pmc.ncbi.nlm.nih.gov/articles/PMC4895748/

Auteur:	Hari Sharma	**Titel:**	Meditation: Process and effects
door:	Center for Integrative Medicine, Department of Family Medicine, College of Medicine, The Ohio State University, Columbus, Ohio, USA	**DOI:**	10.4103/0974-8520.182756
Datum:	2015 Jul-Sep	**Website:**	PubMed Central (PMC)
Uitgever:	Ayu		

[s79] - https://pmc.ncbi.nlm.nih.gov/articles/PMC5859128/

Auteur:	Sigrid Breit, Aleksandra Kupferberg, Gerhard Rogler, Gregor Hasler	**Titel:**	Vagus Nerve as Modulator of the Brain–Gut Axis in Psychiatric and Inflammatory Disorders
door:	University Hospital of Psychiatry, University of Bern; University Hospital Zurich	**DOI:**	10.3389/fpsyt.2018.00044
Datum:	2018 Mar 13	**Website:**	PMC (PubMed Central)
Uitgever:	Frontiers in Psychiatry		

[s80] - https://pmc.ncbi.nlm.nih.gov/articles/PMC2941756/

Auteur:	Richard J Bloomer, Mohammad M Kabir, Robert E Canale, John F Trepanowski, Kate E Marshall, Tyler M Farney, Kelley G Hammond	**Titel:**	Effect of a 21 day Daniel Fast on metabolic and cardiovascular disease risk factors in men and women
door:	The University of Memphis	**DOI:**	10.1186/1476-511X-9-94
Datum:	2010 Sep 3	**Website:**	PubMed Central (PMC)
Uitgever:	Lipids in Health and Disease		

[s81] - https://pmc.ncbi.nlm.nih.gov/articles/PMC8017325/

Auteur:	Ju Young Kim	**Titel:**	Optimal Diet Strategies for Weight Loss and Weight Loss Maintenance
door:	Department of Family Medicine, Seoul National University Bundang Hospital, Seongnam, Korea	**DOI:**	10.7570/jomes20065
Datum:	2020 Oct 27	**Website:**	PubMed Central (PMC)
Uitgever:	Journal of Obesity & Metabolic Syndrome		

[s82] - https://pmc.ncbi.nlm.nih.gov/articles/PMC10516628/

Auteur:	Tian Wang, Andrius Masedunskas, Walter C Willett, Luigi Fontana	**Titel:**	Vegetarian and vegan diets: benefits and drawbacks
door:	Charles Perkins Center, University of Sydney; Faculty of Medicine and Health, University of Sydney; Department of Epidemiology, Harvard T. H. Chan School of Public Health; Department of Endocrinology, Royal Prince Alfred Hospital; Department of Clinical and Experimental Sciences, Brescia University	**DOI:**	10.1093/eurheartj/ehad436
Datum:	2023 Jul 14	**Website:**	PubMed Central (PMC)
Uitgever:	European Heart Journal		

[s83] - https://pmc.ncbi.nlm.nih.gov/articles/PMC9953584/

Auteur:	Merlin Jesso Abraham; Adham El Sherbini; Mohammad El-Diasty; Sussan Askari; Myron R Szewczuk	**Titel:**	Restoring Epigenetic Reprogramming with Diet and Exercise to Improve Health-Related Metabolic Diseases
door:	Queen's University; Kingston Health Science Centre	**DOI:**	10.3390/biom13020318
Datum:	2023 Feb 7	**Website:**	PubMed Central (PMC)

[s84] - https://pmc.ncbi.nlm.nih.gov/articles/PMC4516560/

Auteur:	Ruth E Patterson, Gail A Laughlin, Dorothy D Sears, Andrea Z LaCroix, Catherine Marinac, Linda C Gallo, Sheri J Hartman, Loki Natarajan, Carolyn M Senger, María Elena Martí nez, Adriana Villaseñor	**Titel:**	INTERMITTENT FASTING AND HUMAN METABOLIC HEALTH
door:	Moores UCSD Cancer Center, University of California, San Diego	**DOI:**	10.1016/j.jand.2015.02.018
Datum:	2015 Apr 6	**Website:**	PubMed Central (PMC)

[s85] - https://pmc.ncbi.nlm.nih.gov/articles/PMC10665534/

Auteur:	Edyta Łuszczki, Faustina Boakye, Magdalena Zielińska, Katarzyna Dereń, Anna Bartosiewicz, Łukasz Oleksy, Artur Stolarczyk	**Titel:**	Vegan diet: nutritional components, implementation, and effects on adults' health
door:	Institute of Health Sciences, Medical College of Rzeszów University, Rzeszów, Poland; Faculty of Health Sciences, Department of Physiotherapy, Jagiellonian University Medical College, Kraków, Poland; Orthopedic and Rehabilitation Department, Medical University of Warsaw, Warsaw, Poland	**DOI:**	10.3389/fnut.2023.1294497
Datum:	2023 Nov 9	**Website:**	PubMed Central (PMC)
Uitgever:	Frontiers in Nutrition		

[s86] - https://pmc.ncbi.nlm.nih.gov/articles/PMC6378495/

Auteur:	James M Rippe	**Titel:**	Lifestyle Strategies for Risk Factor Reduction, Prevention, and Treatment of Cardiovascular Disease
door:	Rippe Lifestyle Institute, Shrewsbury, Massachusetts	**DOI:**	10.1177/1559827618812395
Datum:	2018 Dec 2	**Website:**	PubMed Central (PMC)
Uitgever:	American Journal of Lifestyle Medicine		

[s87] - https://pmc.ncbi.nlm.nih.gov/articles/PMC10057430/

Auteur:	Shaneerra Raajlynn Kaur Sidhu, Chin Wei Kok, Thubasni Kunasegaran, Amutha Ramadas	**Titel:**	Effect of Plant-Based Diets on Gut Microbiota: A Systematic Review of Interventional Studies
door:	Jeffrey Cheah School of Medicine and Health Sciences, Monash University Malaysia	**DOI:**	10.3390/nu15061510
Datum:	2023 Mar 21	**Website:**	PubMed Central (PMC)
Uitgever:	Nutrients		

Afbeeldingsbronnen

Niet-vermelde afbeeldingen zijn ofwel zelf gemaakt of werden verkregen met de juiste licentie. Alle rechten zijn voorbehouden voor deze afbeeldingen.

Voor alle andere hier vermelde afbeeldingen:
Geen van de afbeeldingen werd gewijzigd, alleen de resolutie werd aangepast. In de eBook-versie werden de afbeeldingen samengevoegd tot genummerde collages. Alle afbeeldingen blijven onderworpen aan hun oorspronkelijke licentie en worden gebruikt volgens hun respectieve licentievoorwaarden. Als u attributiefouten of andere discrepanties ontdekt, neem dan contact met ons op.

Datum van laatste beeldcontrole: 2025-02-11.

Gebruikte licentie

CC0 http://creativecommons.org/publicdomain/zero/1.0/deed.en

Afbeeldingscredits

[i1] - 001_001_001_image_insulin.jpeg
https://upload.wikimedia.org/wikipedia/commons/5/57/Human-insulin-hexamer-3D-ribbons.png
Date: 2007-04-22 **door:** Benjah-bmm27
License: Public domain

[i2] - 001_001_001_image_ballaststoffe.jpeg
https://upload.wikimedia.org/wikipedia/commons/3/3d/Fruit%2C_Vegetables_and_Grain_NCI_Visuals_Online.jpg
Date: 1989 **door:** Lobo
Kunstenaar: Unknown authorUnknown author **License:** Public domain

[i3] - 001_001_001_image_ketonkoerper.jpeg
https://upload.wikimedia.org/wikipedia/commons/c/cb/Ketone_bodies.png
Date: 2007-10-02 **door:** Edgar181
License: Public domain

[i4] - 001_001_002_image_adiponektin.jpeg
https://upload.wikimedia.org/wikipedia/commons/1/13/PBB_Protein_ADIPOQ_image.jpg
Date: 21 October 2007 **door:** File Upload Bot (Magnus Manske)
Kunstenaar: ProteinBoxBot **License:** Public domain

[i5] - 001_001_002_image_kurzkettige_fettsaeuren.jpeg
https://upload.wikimedia.org/wikipedia/commons/3/32/Valeric-acid-3D-balls-B.png

Date:	2010-08-01	**door:**	Jynto
License:	Public domain		

[i6] - 001_002_003_image_butyrat.jpeg
https://upload.wikimedia.org/wikipedia/commons/d/d4/Butyric-acid-3D-balls.png

Date:	2007-07-29	**door:**	Benjah-bmm27
Kunstenaar:	Ben Mills	**License:**	Public domain

[i7] - 001_003_003_image_coenzym.jpeg
https://upload.wikimedia.org/wikipedia/commons/1/1f/Coenzyme-A-3D-vdW.png

Date:	2007-02-18	**door:**	Benjah-bmm27
License:	Public domain		

[i8] - 001_003_003_image_enzym.jpeg
https://upload.wikimedia.org/wikipedia/commons/7/78/Purine_Nucleoside_Phosphorylase.jpg

Date:	2004-12-17	**door:**	Chris 73
License:	Public domain		

[i9] - 002_001_001_image_schneidebrett.jpeg
https://upload.wikimedia.org/wikipedia/commons/9/9e/Wooden_cutting_board_2017.jpg

Date:	2017-08-29	**door:**	Fructibus
License:	CC0		

[i10] - 002_001_001_image_frischhaltedose.jpeg
https://upload.wikimedia.org/wikipedia/commons/b/b4/FEMA_-_39207_-_Food_storage_containers_stacked_on_shipping_pallets_in_Texas.jpg

Date:	2008-10-10	**door:**	BotMultichillT
Kunstenaar:	Greg Henshall	**License:**	Public domain

[i11] - 002_001_002_image_huelsenfruechte.jpeg
https://upload.wikimedia.org/wikipedia/commons/e/e7/Various_legumes.jpg

Date:	2013-12-13	**door:**	FarnhamJ
Kunstenaar:	Keith Weller, Agricultural Research Service, USDA	**License:**	Public domain

[i12] - 002_001_002_image_nuesse.jpeg
https://upload.wikimedia.org/wikipedia/commons/a/ae/Pecans%2C_hazelnuts%2C_walnuts%2C_almonds%2C_Brazil_nuts_on_a_table_with_logs_2.jpg

Date:	2016-12-22	**door:**	Baileynorwood
License:	CC0		

[i13] - 002_001_002_image_quinoa.jpeg
https://upload.wikimedia.org/wikipedia/commons/1/16/Bolivian_tricolor_quinoa_%282%29.jpg

Date:	2024-04-09	**door:**	Fumikas Sagisavas
License:	CC0		

[i14] - 002_001_002_image_kuechenutensilien.jpeg
https://upload.wikimedia.org/wikipedia/commons/a/a2/Bronze_Cooking_Utensil_%289967194513%29.jpg

Date:	2009-03-12	**door:**	Aldermanseven
Kunstenaar:	Gary Todd	**License:**	CC0

[i15] - 002_001_003_image_gemueselasagne.jpeg
https://upload.wikimedia.org/wikipedia/commons/a/ae/Lasagna_Serving.jpg

Date:	2016-07-03	**door:**	Miansari66
License:	CC0		

[i16] - 002_002_002_image_heisshunger.jpeg
https://upload.wikimedia.org/wikipedia/commons/d/d2/Cravings_%28Unsplash%29.jpg

Date:	Taken	**door:**	Fæ
Kunstenaar:	brookelark	**License:**	CC0

[i17] - 002_003_003_image_meditation.jpeg
https://upload.wikimedia.org/wikipedia/commons/0/00/Meditation_Focus_Point.jpg

Date:	2024-12-12	**door:**	Bondigoldwiki
License:	CC0		

[i18] - 003_001_001_image_avocado.jpeg
https://upload.wikimedia.org/wikipedia/commons/4/42/Garden_breakfast_-_Garden_Caf%C3%A9_Brighton_2023-12-30.jpg

Date:	2023-12-30	**door:**	Onthewings
Kunstenaar:	Andy Li	**License:**	CC0

[i19] - 003_001_001_image_haferflocken.jpeg
https://upload.wikimedia.org/wikipedia/commons/8/8b/GD_%E5%BB%A3%E6%9D%B1_Guangdong_%E6%B1%95%E9%A0%AD%E7%8C%9B%E7%8D%85%E5%87%B1%E8%90%8A%E9%85%92%E5%BA%97_Shantou_Menshine_Gloria_Plaza_Hotel_%E9%A4%90%E5%BB%B3_restaurant_%E6%97%A9%E9%A4%90_breakfast_buffet_oatmeal_n_milk_December_2023_Red7_03.jpg

Date:	2023-12-26	**door:**	Tang HungTze Fat
License:	CC0		

[i20] - 003_001_001_image_porridge.jpeg
https://upload.wikimedia.org/wikipedia/commons/0/03/Jennifer_Pallian_2016-10-07_%28Unsplash_DfbrRpHTLy0%29.jpg

Date:	2016-10-07	**door:**	Fæ
Kunstenaar:	foodess	**License:**	CC0

[i21] - 003_001_002_image_gemuese.jpeg
https://upload.wikimedia.org/wikipedia/commons/6/64/Tacos_with_refried_beans_and_textured_vegetable_protein%2C_plus_salad_with_homemade_tea_egg%2C_plus_cheddar_cheese%2C_olive_oil%2C_and_black_pepper_-_Massachusetts.jpg

Date:	Taken	**door:**	Daderot
License:	CC0		

[i22] - 003_001_003_image_linsen.jpeg
https://upload.wikimedia.org/wikipedia/commons/7/71/Healthy_Lentil_Salad_%28Unsplash%29.jpg

Date:	2017-02-14	**door:**	Fæ
Kunstenaar:	jamessutton_photography	**License:**	CC0

[i23] - 003_002_001_image_beeren.jpeg
https://upload.wikimedia.org/wikipedia/commons/4/45/Alaska_wild_berries.jpg

Date:	2005-12-11	**door:**	Neutrality
Kunstenaar:	U.S. Fish and Wildlife Service	**License:**	Public domain

[i24] - 003_002_001_image_naturjoghurt.jpeg
https://upload.wikimedia.org/wikipedia/commons/1/1b/Plain_Yogurt.jpg

Date:	2015-03-04	**door:**	Ser Amantio di Nicolao
Kunstenaar:	Alabama Extension	**License:**	CC0

[i25] - 003_002_002_image_hummus.jpeg
https://upload.wikimedia.org/wikipedia/commons/4/4d/Falafel_and_Homemade_Hummus_-_Lavash_2024-09-11.jpg

Date:	2024-09-11	**door:**	Onthewings
Kunstenaar:	Andy Li	**License:**	CC0

[i26] - 003_002_002_image_mandeln.jpeg
https://upload.wikimedia.org/wikipedia/commons/4/4d/Almonds02.jpg

Date:	2006-08-09	**door:**	Danielle dk
Kunstenaar:	Danielle_dk	**License:**	Public domain

[i27] - 003_002_002_image_protein.jpeg
https://upload.wikimedia.org/wikipedia/commons/8/81/Chili_with_textured_vegetable_protein_and_black_pepper_-_Massachusetts.jpg

Date:	1 December 2021	**door:**	Daderot
License:	CC0		

[i28] - 003_002_002_image_walnuesse.jpeg
https://upload.wikimedia.org/wikipedia/commons/1/1b/Juglans_regia_2009_G2.jpg

Date:	2009-06-25	**door:**	George Chernilevsky
License:	Public domain		

[i29] - 003_002_003_image_tofu.jpeg
https://upload.wikimedia.org/wikipedia/commons/4/45/Hotel_Tofu_Dinner_%28Taipei%2C_Taiwan.jpg

Date:	2022-08-25	**door:**	Battlesnake1
License:	CC0		

[i30] - 003_003_001_image_bicarbonat.jpeg
https://upload.wikimedia.org/wikipedia/commons/d/db/Sodium_bicarbonate_CN_brightened.png

Date:	2010-04-08	**door:**	Kittycataclysm
Kunstenaar:	Tszrkx	**License:**	CC0

[i31] - 003_003_001_image_citrat.jpeg
https://upload.wikimedia.org/wikipedia/commons/7/7a/Citric-acid-3D-balls.png

Date:	2007-04-09	**door:**	Benjah-bmm27
License:	Public domain		

[i32] - 003_003_001_image_ingwer.jpeg
https://upload.wikimedia.org/wikipedia/commons/a/a2/Ginger-cross-section.jpg

Date:	31 March 2007	**door:**	Snarkmaster
License:	Public domain		

[i33] - 003_003_001_image_infused_water.jpeg
https://upload.wikimedia.org/wikipedia/commons/9/96/Mate_de_hojas_de_coca_boliviana.jpg

Date:	24 February 2023	**door:**	Bea.miau
License:	CC0		

[i34] - 003_003_003_image_niere.jpeg
https://upload.wikimedia.org/wikipedia/commons/1/12/Kidney_copy.png

Date:	11/2/2008	**door:**	Madhero88
License:	Public domain		

[i35] - 003_003_003_image_nierensteine.jpeg
https://upload.wikimedia.org/wikipedia/commons/1/1b/Kidney_stone_4mm_05.jpg

Date:	onbekend	**door:**	Eduardschnack
Kunstenaar:	Jacek Proszyk	**License:**	CC0

[i36] - 004_001_001_image_capsaicin.jpeg
https://upload.wikimedia.org/wikipedia/commons/2/28/Capsaicin-3D-vdW.png

Date:	2010-01-02	**door:**	Esquilo
License:	Public domain		

[i37] - 004_001_001_image_curcumin.jpeg
https://upload.wikimedia.org/wikipedia/commons/8/89/Curcumin-enol-3D-balls.png

Date:	2011-01-27	**door:**	Jynto
License:	CC0		

[i38] - 004_001_001_image_methyleugenol.jpeg
https://upload.wikimedia.org/wikipedia/commons/8/86/Methyl-eugenol-3D-balls.png

Date:	2011-06-10	**door:**	Jynto
License:	CC0		

[i39] - 004_003_001_image_lycopin.jpeg
https://upload.wikimedia.org/wikipedia/commons/c/cd/Lycopene-3D-balls.png

Date:	2010-07-13	**door:**	Jynto
License:	Public domain		

[i40] - 004_003_001_image_phytinsaeure.jpeg
https://upload.wikimedia.org/wikipedia/commons/5/5d/Phytic_acid_molecule_ball.png

Date:	2015-02-05	**door:**	Jynto
License:	CC0		

[i41] - 004_003_002_image_asana.jpeg
https://upload.wikimedia.org/wikipedia/commons/6/6b/Yoga_asana_art.jpg

Date:	2017-03-17	**door:**	Ms Sarah Welch
Kunstenaar:	Ayurvedic India	**License:**	CC0

[i42] - 005_001_001_image_rezepte.jpeg
https://upload.wikimedia.org/wikipedia/commons/c/c0/Vegetarian_Meatballs.jpg

Date:	2008-10-27	**door:**	Unforgettableid
License:	Public domain		

[i43] - 005_001_001_image_zubereitungstechniken.jpeg
https://upload.wikimedia.org/wikipedia/commons/e/e7/Steam-boiling_green_asparagus.jpg

Date:	2018-05-03	**door:**	W.carter
License:	CC0		

[i44] - 005_001_003_image_essgewohnheit.jpeg
https://upload.wikimedia.org/wikipedia/commons/4/4e/Vegetarian_diet.jpg

Date:	2006-03-20	**door:**	Dbenbenn
Kunstenaar:	Scott Bauer, USDA ARS	**License:**	Public domain

[i45] - 005_003_003_image_vegetarische_gerichte.jpeg
https://upload.wikimedia.org/wikipedia/commons/f/fa/Home_made_Paneer_Chilli.jpg

Date:	2023-03-18	**door:**	Medhi jyoti
License:	CC0		

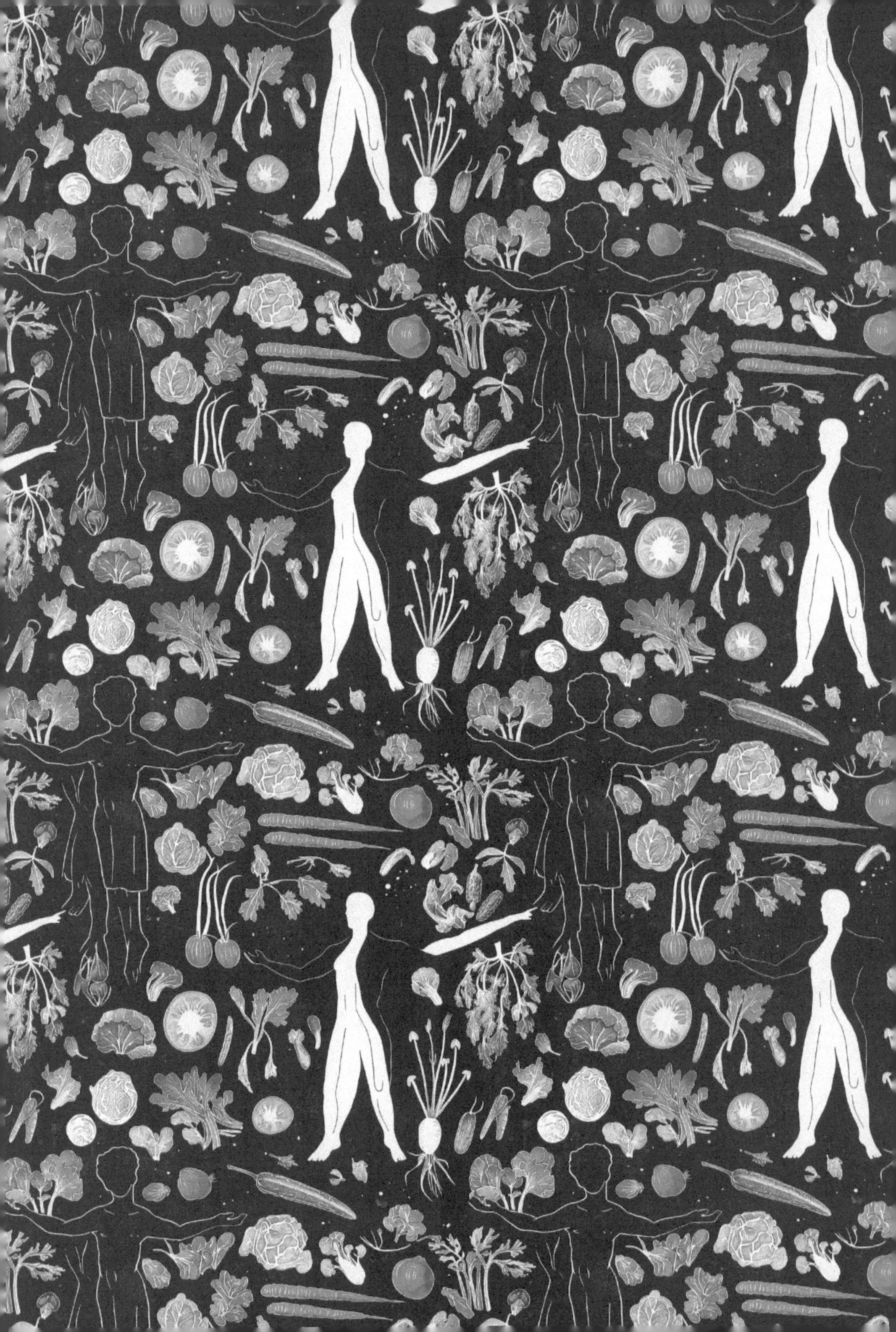

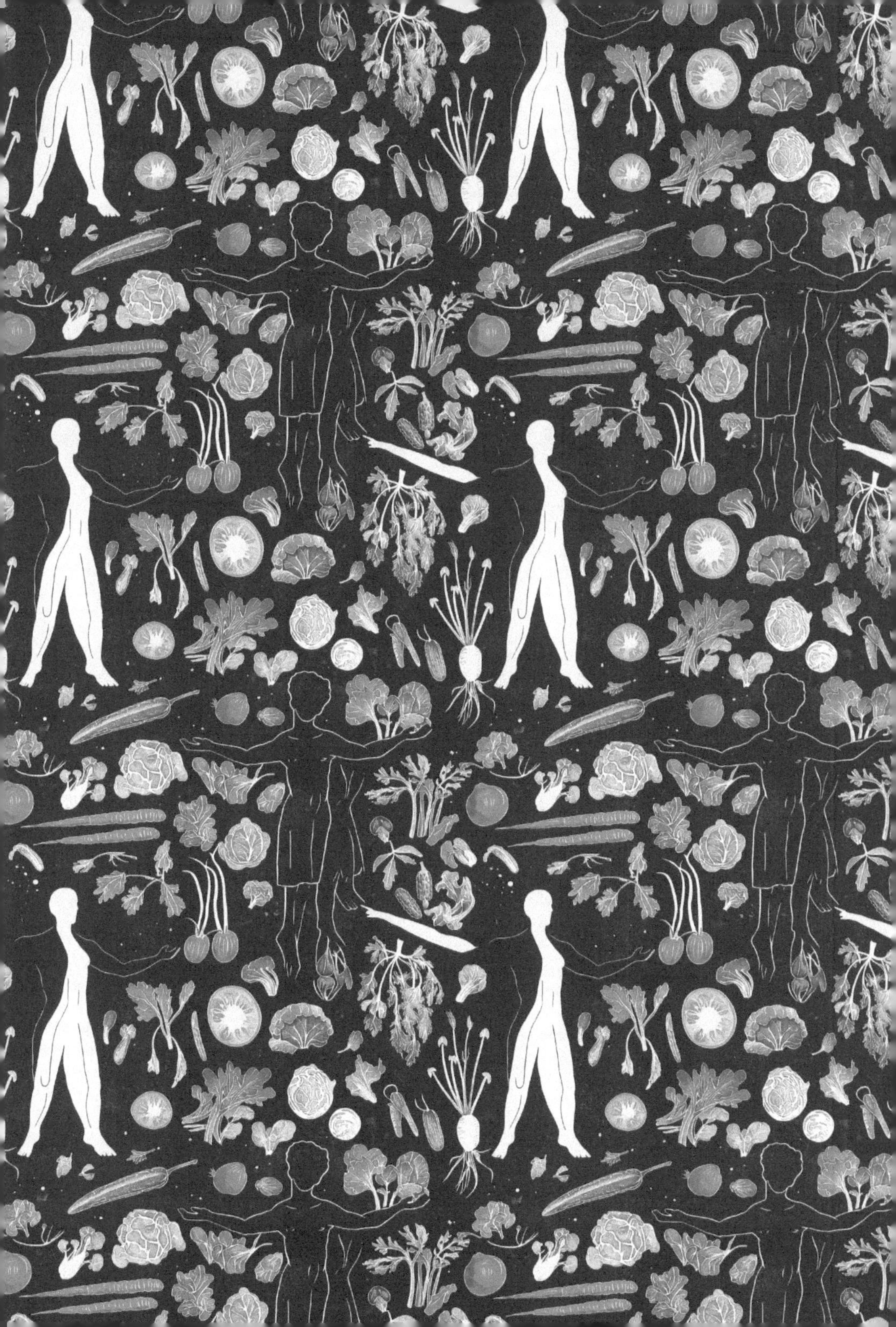

FSC
www.fsc.org
MIX
Papier | Fördert
gute Waldnutzung
FSC® C083411

Kolibri 360 GmbH
Ferdinand-Jühlke-Straße 7
99095 Erfurt, Deutschland
produktsicherheit@kolibri360.de